நோய் முதல் நாடி

அக்குபங்சர் நாடிப் பரிசோதனை

நோய் முதல் நாடி

அக்குபங்சர் நாடிப் பரிசோதனை

அக்கு ஹீலர் அ. உமர் பாரூக்

எதிர் வெளியீடு

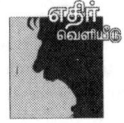

நோய் முதல் நாடி
அக்குபங்சர் நாடிப் பரிசோதனை

அக்கு ஹீலர் அ. உமர் பாரூக்

முதல் பதிப்பு: பிப்ரவரி 2021
இரண்டாம் பதிப்பு: பிப்ரவரி 2022

எதிர் வெளியீடு,
96, நியூ ஸ்கீம் ரோடு, பொள்ளாச்சி – 642 002
தொலைபேசி: 04259 226012, 99425 11302

விலை: ரூ. 200

Noi Muthal Naadi
Acupuncture Naadi Parisothanai
Acu Healer A. Umar Farook

First Edition: February 2021
Second Edition: February 2022

Published by
Ethir Veliyeedu, 96, New Scheme Road, Pollachi – 642 002
email: ethirveliyedu@gmail.com
www.ethirveliyedu.in

ISBN: 978-81-949371-4-2

Cover Design: Santhosh Narayanan
Printed by: Jothy Enterprises, Chennai.
Copyright © Acu Healer A. Umar Farook

All rights reserved. No part of this book may be reprinted or reproduced or utilised in any form or by any electronic, mechanical or other means, now known or hereafter invented, including Photocopying and recording, or in any information storage or retrieval system, without permission in writing from the Publisher.

சமர்ப்பணம்...

டாக்டர் சகோதரர்களிடம் கற்ற நாடிப்பரிசோதனை முறையை, எங்கள் ஆசான் போஸ் கே. முகமது மீரா அவர்களுக்குக் கற்றுத் தந்த ஆசான், காலஞ்சென்ற

பேராசிரியர். டாக்டர். ஹீமேஸ்வரி

(துறைத்தலைவர், அறிஞர் அண்ணா அரசு இயற்கை மருத்துவக்கல்லூரி, சென்னை)

அவர்களின் மருத்துவப் பணிகளுக்கு சமர்ப்பணம்.

பொருளடக்கம்

நூல் முகம்	09
அறிவியல் கலை	11
அக்குபங்சர் என்றால் என்ன?	17
அக்குபங்சர் வழித்தடங்கள்	23
ஒரே ஒரு புள்ளியில் உயரிய சிகிச்சை	31
நாடியின் கதை	37
நாடியை நாடி	41
நாடி இருக்குமிடம் தேடி	48
நாடி அறிதல்	56
இரண்டாம் நிலை நாடி	62
ஐம்பூதக் கொள்கை	66
ஒற்றைப் புள்ளி	78
சிகிச்சையும், நிறை நாடியும்	99
நிறைவாக...	106
மூலகப்புள்ளிகளின் பட்டியல்	108
துணை நூல்கள்	109

நூல் முகம்

"நோய் முதல் நாடி" எனும் அக்குபங்சர் நாடிப்பரிசோதனை குறித்த இந்நூலை பெரும்பாலும் அக்குபங்சர் மருத்துவத்தின் அடிப்படை தெரிந்த நபர்களே வாசிப்பார்கள். ஆனாலும், மருத்துவத் தேடலிலுள்ள புதிய நபர்களும் வாசிக்க வாய்ப்பிருப்பதால் அக்குபங்சர் மருத்துவம் குறித்த சிறிய அறிமுகம் ஒன்றையும், அதன் சுருக்கமான வரலாற்றையும் சில பக்கங்களில் பார்த்து விடலாம். அதன் பிறகு, நாடிப் பரிசோதனையை படிப்படியாகப் புரிந்து கொள்ளலாம்.

மரபுவழி மருத்துவங்களில் நோயறிதல் முறைகளே அவற்றின் ஆணி வேர். நோயறிதல் முறைகளை நம்பியே சிகிச்சை அளிப்பதும், அதன் குணமாக்கும் முறைகளும் அமைந்துள்ளன. ஒவ்வொரு மருத்துவத்துக்கும் பலவகையான நோயறிதல் முறைகள் இருக்கின்றன. அவற்றை ஆழமாக அறிந்து கொள்வது ஒன்றே மருத்துவத்தை முழுமையாகப் புரிந்து கொள்வதற்கு அவசியமானது.

இன்று பயன்பாட்டிலுள்ள பல மரபுவழி மருத்துவங்கள் அவற்றின் தனித்தன்மையான நோயறிதல் முறைகளை இழந்துவிட்டன. நோயறிதல் முறைகளில் கோளாறு உருவாகிவிட்டால், சிகிச்சை முறைகள் வலுவிழந்து விடும். அதன் மக்கள் பயன்பாடும் கேள்விக்குறியாகி விடும்.

அக்குபங்சரின் தனித்தன்மையான நோயறிதல் முறைகளில் ஒன்றுதான் - நாடிப்பரிசோதனை. அதனை எளிமையாகப் புரிந்து கொள்ளும் விதத்தில் இந்நூல் எழுதப்பட்டிருக்கிறது. நாடி என்பது பயிற்சியோடு இணைந்தது என்பதால், நாடிப் பரிசோதனையின் ஒவ்வொரு படியையும் கடக்கும் போது அதனைப் பயிற்சி செய்து பார்ப்பது அவசியம். அதற்குப் பிறகு அடுத்த படிநிலையை வாசித்து, பயிற்சி செய்து, மறுபடியும்

வாசித்து கடப்பதன் மூலம் நோயறிதல் உங்கள் விரல்களுக்குள் வந்து விடும். வாசிப்பும், பயிற்சிக்கான முயற்சியும் அவசியத் தேவை.

அக்குபங்சர் புள்ளிகளில் மூலகப் புள்ளிகள் அறுபத்தி ஐந்தும் தெளிவாகத் தெரிந்திருந்தால்தான், நாடிப்பரிசோதனையின் மூலம் சிகிச்சை அளிக்க முடியும். அப்புள்ளிகளின் அமைவிடங்கள் குறித்து இந்நூலில் விளக்கப்படவில்லை. எனவே, புள்ளிகளின் அமைவிடங்களையும் பயிற்சி செய்து தெளிந்தால்தான் சிகிச்சை முழுமையானதாக மாறும் என்பதை கவனத்தில் கொள்ளுங்கள்.

நேரடிப் பயிற்சியின் மூலமே கற்றுத் தரப்படும் ஒரு தொன்மையான கலையை வாசிப்பின் மூலம் கற்றுக் கொள்ளப் போகிறீர்கள். அதற்குரிய கவனத்துடனும், ஒன்றுதலுடனும் வாசித்து, பயிற்சி செய்தால் உங்களால் நாடிப் பரிசோதனை செய்ய முடியும்.

நாடி வகுப்பைத் துவங்கலாமா...?

அறிவியல் கலை

அக்குபங்சர் குறித்து நாம் பார்ப்பதற்கு முன்னால் கலை குறித்தும், அறிவியல் குறித்தும் எளிமையாகப் புரிந்து கொள்ளலாம்.

கலை என்றால் என்ன? அறிவியல் என்றால் என்ன? இக்கேள்விகளுக்கு படித்ததில் இருந்து பதில் யோசிக்காமல், நடைமுறையில் இருந்து யோசித்து, பதிலளியுங்கள். கலைக்கும், அறிவியலுக்கும் என்ன வேறுபாடு? அல்லது என்ன ஒற்றுமை?

இரண்டே இரண்டு விஷயங்களை மையமாக வைத்து கலையையும், அறிவியலையும் நாம் புரிந்து கொள்ள முயல்வோம். கலை எங்கிருந்து பிறந்தது? என்று யோசியுங்கள். ஓவியம், இசை, நடனம், சமையல், கட்டுமானம், மருத்துவம்... என அனைத்துமே கலைகள்தான். இவை எங்கிருந்து பிறந்தன? தனித்தனியான மனிதர்கள் இயற்கையின் இயக்கத்தைக் கூர்ந்து கவனித்ததன் மூலம், இக்கலைகளை உருவாக்கிக் கொண்டார்கள். இதனைச் சரியாகச் சொல்வதானால், இயற்கையிடம் இருந்து கற்றுக் கொண்டார்கள். கலைகள் இயற்கையிலிருந்து பிறந்தவை. ஒவ்வொரு கலையின் துவக்கத்தை யோசித்துப் பார்த்தால் இதனைப் புரிந்து கொள்ள முடியும்.

அறிவியலின் பிறப்பு எங்கிருந்து வந்தது? ஒரு மனிதன் தான் இயற்கையிடம் இருந்து கற்றுக் கொண்ட கலையை, சக மனிதனுக்கு அறிவின் வழியாகக் கற்றுக் கொடுக்க முயன்ற போது அறிவியல் பிறந்தது.

உதாரணமாக, ஆதி மனிதர்கள் தாங்கள் தங்கியிருந்த குகைகளில் தாம் பார்த்ததை ஓவியங்களாகத் தீட்டி வைத்தார்கள். பல ஆயிரம் ஆண்டுகளுக்கு முன்பு வரையப்பட்ட ஆதி மனிதர்களின் பாறை ஓவியங்களை இப்போது நாம் பார்த்தால்

சிறு குழந்தையின் கிறுக்கல்கள் போல இருக்கும். மறுபடி மறுபடி அவர்கள் வரைந்த போது கொஞ்சம் கொஞ்சமாக ஓவியம் அவர்களுக்கு கை வந்தது. அதனை வண்ணங்களால் அழகூட்டினார்கள். கூடுதல் கவனத்தோடு, தொடர்ந்து செய்தவர்கள் புதிய நுட்பங்களைக் கற்றுக் கொண்டார்கள். பிற மனிதர்களின் முன் மாதிரியற்று இயற்கையான புரிதலால் கலை உருவாகிறது. அடுத்த தலைமுறையினருக்கு, இப்போது ஓவியத்தின் நுட்பங்கள் கற்றுத் தரப்படுகின்றன. ஏனென்றால், ஒவ்வொரு தனி மனிதனும் மறுபடி மறுபடி முதலில் இருந்தே துவங்குவதற்குப் பதிலாக, அதில் தேர்ந்த நபர் தான் கற்றவற்றை எளிமையாகச் சொல்லித்தந்தால் அடுத்த நிலையை நோக்கி புதியவர் பயணப்பட முடியும்.

முதல் மனிதர் ஓவியத்தை தன் கூருணர்வால் இயற்கையிடம் இருந்து கற்றுக் கொண்டார். அவர் தான் கற்றதை அடுத்த தலைமுறைக்குக் கற்றுத் தருகிறார். ஒருவர் கற்றதை மற்றவருக்குக் கற்றுத் தரும் போது ஒரு முக்கியமான சிக்கல் எழும். இயற்கையிடம் இருந்து எந்த பகுப்பும், புரிதலும் இல்லாமல் சட்டெனத் தோன்றும் மின்னல் கீற்றுப் போல முதல் நபருக்கு சில விஷயங்கள் புரிந்திருக்கும். அதனை அப்படியே இரண்டாம் நபருக்கு விளக்குவது சாத்தியம் அல்ல.

அந்தக் கால ஓவியர்கள் எந்தப் பயிற்சியும் இல்லாமல், சுயமாகவே கற்றுக் கொண்டவர்கள். அவர்களிடம் போய் ஓவியம் பழக வேண்டும் என்று சொன்னால், உடன் இருக்கச் சொல்வார்கள். பல ஆண்டுகள் அவர்களிடம் இருந்து, பார்த்துப் பார்த்தே கற்றுக் கொள்ள வேண்டும். பார்ப்பதன் மூலம் வரும் புரிதலை, கேள்விகள் மூலம் அடுத்த நிலைக்கு எடுத்துச் செல்ல வேண்டும். ஒரே ஒரு கலையைக் கற்பதற்கு இப்படி பல ஆண்டுகள் உடனிருந்து பழக வேண்டும். இதுதான் கலையைக் கற்றுத் தரும் முறை. இப்படி தானே பழகி, கற்றுக் கொள்வதற்குப் பதிலாக, அதனை எளிமைப் படுத்துவதற்காக உருவாக்கப்பட்டதுதான் அறிவியல் பூர்வமான பாடங்கள்.

ஒரு மொழியைக் கற்க வேண்டுமானால், பேசிப் பேசியே கற்று விட முடியும். வேற்று மொழி பேசும் ஒரு பகுதியில் சில ஆண்டுகள் தொடர்ந்து தங்கியிருந்து, உரையாட முயன்றால் அந்த மொழி படிப்படியாக நமக்கு வந்து விடும். கற்பதில் இது ஒரு முறை. ஆனால், பள்ளிகளில் எழுத்துகளைப் பயின்று,

அதன் தொடர்ச்சியாக வார்த்தைகளையும், எழுதுவதுவதையும் கற்றுக் கொள்வது அறிவியல் பூர்வமான முறை. ஆக, கற்றுக் கொள்வதில் கவனித்துக் கற்றுக் கொள்ளுதல் என்பது பழைய முறை. பகுத்துக் கற்றுக் கொள்ளுதல் என்பது புதிய முறை.

கலையை பகுதி பகுதியாகப் பிரித்து, மாணவனின் உள்வாங்கும் திறனுக்கேற்ப, சிறு சிறு பாடங்களாகக் கற்றுத் தருவதன் பெயர் அறிவியல். கலையின் எளிய வடிவம்தான் அறிவியல். அறிவியலின் உச்ச கட்டம்தான் கலை.

கலையின் பிறப்பு - இயற்கை. அறிவியலின் பிறப்பு - மனிதனின் அறிவு. இயற்கையிடம் இருந்து சுயமாகக் கற்றுக் கொள்வது கலை. பிற மனிதரிடம் இருந்து பகுதி, பகுதியாகக் கற்றுக் கொள்வது அறிவியல். ஒரு மனித அறிவின் வழியாக, இன்னொரு மனித அறிவிற்கேற்ப கற்றுத் தரும் போது அறிவியல் பிறக்கிறது.

சமையல்கலையை அம்மாவிடம் கற்றுக் கொண்டால் அது கலை. ஏனெனில், அம்மா சமையலின் எந்த நுட்பத்தையும் கருத்தியலாகச் சொல்லித் தருவதில்லை. அவர் செய்வதை நாம் பின்பற்றிக் கொண்டிருக்கும் போதே சில ஆண்டுகள் கழித்து தானே புரிந்து விடும். இது கலையை கலையாகக் கற்றுக் கொள்வது. இதே சமையலை கல்லூரியில் சேர்ந்து "கேட்டரிங் டெக்னாலஜி"யாகவும் கற்க முடியும். இது சமையல்கலையை மாணவர் அறிவிற்கேற்ப பிரித்து, பாடங்களாகக் கற்றுத் தரும் முறை. கலையை அறிவியல் பூர்வமாகக் கற்றுக் கொள்வது.

இப்போது கலைக்கும், அறிவியலுக்குமான அடிப்படை வேறுபாடு புரிகிறதல்லவா? இரண்டாவது விஷயத்திற்கு வருவோம்.

இது பயன்பாட்டினை வைத்து கலையையும், அறிவியலையும் புரிந்து கொள்வது. ஒரு மனிதர் ஓவியம் வரைகிறார். அற்புதமாக இருக்கிறது. அவரிடம் கற்ற மாணவரும் ஓவியம் வரைகிறார். குருவின் ஓவியத்தை விட நன்றாகவோ, சுமாராகவோ மாணவரின் ஓவியம் அமைகிறது. இரண்டு பேர் வரைந்ததும் ஓவியம்தான். இருவரும் ஓவியம் கற்றவர்கள்தான். ஆனால், ஓவியத்தின் தன்மை ஏன் வேறுபடுகிறது? கலையின் மிக முக்கியமான அம்சம் இதுதான். பயன்படுத்தும் மனிதனுக்குத் தகுந்தவாறு அதன் தன்மையும், விளைவும் வெளிப்படும்.

சமையல்கலையை இருவர் கற்றுக் கொள்கிறார்கள். இருவரும் ஒரே உணவை ஒரே நேரத்தில் சமைத்தாலும் இரண்டின் சுவையும் வேறுபடுகிறது. ஏனெனில், கலை மனிதனுக்கேற்றவாறு வேறுபடும்.

அறிவியல் அவ்வாறு வேறுபடாது. பயன்பாட்டிலும், வெளிப்பாட்டிலும் ஒரே மாதிரியான விளைவைத் தருவது அறிவியல். எத்தனை தொலைக்காட்சிப் பெட்டிகளைத் தயாரித்தாலும் அவை ஒரே மாதிரியாகவே இருக்க வேண்டும். ஒன்றுக் கொன்று வேறுபடக் கூடாது. அதன் இயங்கு தன்மையிலும் வேறுபாடு இருக்கக் கூடாது. அறிவியலின் அடிப்படையில் உருவாக்கப்படுபவை ஒரே தன்மையுடனும், ஒரே விதமான பயன்பாட்டு விளைவுடனும் இருக்கும். கலை அவ்வாறு அல்ல. மனிதனுக்கு மனிதன் வேறுபடும்.

கலை என்பது இயற்கையிடம் இருந்து கற்றுக் கொண்ட விஷயம். அறிவியல் சக மனிதர்களுக்குப் புரியும் விதமாக உருவாக்கப்படுவது. கலை தனிமனிதப் பயன்பாட்டின் வழியாக தனித்தன்மையோடு வெளிப்படும். அறிவியல் ஒரே மாதிரியாக வெளிப்படும். கலையின் குழந்தைதான் அறிவியல். அறிவியலின் முழுமைதான் கலை. அறிவியல் என்ற ஒன்று இல்லையானால், கலைகள் அழிந்து போயிருக்கும். கலைகள் இல்லையென்றால், அறிவியல் உருவாகும் அவசியமே இருந்திருக்காது.

கலையும், அறிவியலும் ஒன்றுதான். அறிவியல் பகுத்தறிவில் இருந்து பிறக்கிறது. கலை தொகுத்தறிவின் மூலம் முழுமையடைகிறது.

சரி, நாம் இப்போது நிறைவுப் பகுதிக்கு வந்து விடலாம். மருத்துவம் என்பது கலையா? அறிவியலா? நிச்சயமாக கலைதான். அது இயற்கையில் இருந்து புரிந்து கொள்ளப்பட்டு, மரபுவழியாக கடத்தப்படுகிறது. அதனால்தான், மருத்துவத்தில் தனித்தன்மை வெளிப்படுகிறது. நூற்றுக் கணக்கானோருக்கு மருத்துவம் பயிற்றுவிக்கப்பட்டாலும், ஒவ்வொரு நபர் கொடுக்கும் சிகிச்சையின் பலனும் ஒரே மாதிரியாக இருக்காது.

மருத்துவம் எனும் கலையை கலையாகவே இக்காலத்தில் கற்க இயலாது. ஏனெனில், ஆண்டுக் கணக்கில் ஒரு மருத்துவரோடு தங்கியிருக்க வேண்டும். அதற்கான காலமும், சூழலும் இப்போது இல்லை. எனவே, மருத்துவத்தை அறிவியலாகக்

கற்கும் முறைதான் இப்போது நடைமுறையில் இருக்கிறது. அடிப்படைப் பாடங்களை, தத்துவங்களை, நோயறிதல் முறைகளை, சிகிச்சை முறைகளை தனித்தனியாக அறிந்து கொண்டு பயிற்சி செய்யும் அறிவியல் பூர்வமான வழியில்தான் மருத்துவத்தைக் கற்றுக் கொள்ள முடியும்.

நாமும் அப்படித்தான் பகுக்கப்பட்ட பாடங்களின் வழியாக மருத்துவம் எனும் குணமாக்கும் கலையைக் கற்கிறோம். ஆனால், படித்த அறிவியலை அப்படியே பகுதி பகுதியாக மனதில் வைத்துக் கொண்டிருந்தால் அது கலையாக முழுமை பெறாது. அறிவியலாகக் கற்றவற்றை ஒருங்கிணைத்து, முழுமையான பார்வை பெற வேண்டும். அறிவியலாகப் பெற்றதை, கலையாக மாற்றிக் கொள்ள வேண்டும்.

அறிவியலை எப்படி கலையாக மாற்றிக் கொள்வது?

மழலையர் பள்ளிகளில் தமிழின் எழுத்துகளை நமக்கு அறிமுகம் செய்தார்கள். அப்போது ஒவ்வொரு எழுத்தாக நாம் வாசித்துப் பழகினோம். ஒரு சில ஆண்டுகளில் சொற்களாக வாசிக்கப் பழகினோம். பிறகு, அது மொழியாக முழுமையடைந்தது. எழுத்துகளாக நாம் படித்ததை, இப்போதும் எழுத்துகளாகவே வாசிப்பேன் என்று அடம் பிடித்தால் மொழி எனும் முழுமை பிறந்திருக்குமா?

அறிவியலை கலையாக மாற்றிக் கொள்வது நமது ஈடுபாட்டில் இருந்து வருவது. நாம் கற்றுக் கொண்ட விஷயத்தில் எவ்வளவு ஆர்வத்தோடும், ஈடுபாட்டோடும் இருக்கிறோமோ அவ்வளவு கவனத்தைப் பெறுவோம். கவனத்தின் வழியாக முழுமை தானே நிகழும். ஒரு நகரத்தின் ஒவ்வொரு தெருவாக அறிந்து கொள்கிறோம். எல்லா தெருக்களும் நமக்கு அறிமுகமான பிறகு ஒருநாள் முழு நகரமே நமக்குப் புரிந்து விட்ட முழுமை உணர்வு பிறக்கும். அதன்பிறகு, நகரம் நம் வீட்டைப் போல நம்முடையதாகி விடும். இதற்குப் பதிலாக ஒரு நகர வரைபடத்தை வைத்துக் கொண்டு நாம் தெருக்களை அறிந்து கொண்டால், அது முழுமையடையாது. நாம் கற்ற விஷயங்களை நடைமுறைக்குக் கொண்டு வந்து, முழுமையை நோக்கி நகர்வது முக்கியமானது.

கருத்தியலை செயல்களாக மாற்றுவதற்கும், செயல்களில் இருந்து புதியவற்றைக் கற்றுக் கொள்வதற்கும் இடையில் ஒளிந்திருப்பது

ஈடுபாடுதான். ஈடுபாட்டின் வழியாக கலையில் இருந்து பிறந்த அறிவியல் மறுபடியும் கலையாக முழுமை பெறும்.

நாம் இப்போது மருத்துவத்தின் ஒரு பகுதியான நாடிப் பரிசோதனைக் கலையை அறிவியலாகக் கற்க இருக்கிறோம். உங்கள் ஈடுபாட்டின் ஆழத்தைப் பொறுத்து, அது செயல்பாடாகவும், பயன்பாடாகவும் மாறும். பயன்பாட்டிலிருந்து உங்கள் கல்வி அடுத்த நிலையை அடையும் போது, அது கலையாக முழுமையடையும்.

நாடிப்பரிசோதனைக்கு நாடுதலே மூலதனம்... ஈடுபாடு என்பதே இயற்கையின் வரம். நம் அறிவியல் பயணத்தைத் துவங்கலாமா...?

அக்குபங்சர் என்றால் என்ன?

அக்குபங்சர் என்பது நமது உடலில் இயற்கையாக அமைந்துள்ள புள்ளிகளைத் தூண்டி சிகிச்சை அளிக்கும் சீன மருத்துவ முறையாகும். அக்குபங்சர் என்ற சொல் தமிழில் குத்தூசி மருத்துவம், தூண்டல் மருத்துவம், தொடு சிகிச்சை என்று பல்வேறு பெயர்களில் பயன்படுத்தப்பட்டு வருகிறது.

மனித உடலில் உள்ள ஒவ்வொரு முக்கியமான உள்ளுறுப்பிற்கும் தனித்தனியான சக்தி ஓட்டப்பாதைகள் அமைந்துள்ளன. இப்பாதைகளில்தான் அக்குபங்சர் புள்ளிகள் அமைந்துள்ளன. இப்புள்ளிகள் தோல் மூலம் ஆற்றலை ஈர்த்து உள்ளுறுப்புகளுக்குத் தேவையான ஆற்றலை வழங்குகின்றன. இப்படி தோலில் அமைந்துள்ள புள்ளிகளின் மூலம் ஆற்றல் ஈர்ப்பு முழுமையாக நடைபெறும் போது உடலில் தொந்தரவுகள் தோன்றுவதில்லை. எல்லா உறுப்புகளும் இயல்பாக இயங்குகின்றன.

நம்முடைய இயற்கைக்கு மாறான பழக்க வழக்கங்களாலும், உணவு முறையாலும் உள்ளுறுப்புகளில் கழிவுகள் தேங்குகின்றன. அவ்வாறு கழிவுகள் தேங்கிய உறுப்புகளால் தோலின் மூலம் முழுமையாக ஆற்றல் ஈர்ப்பைச் செய்ய முடிவதில்லை. எந்த உறுப்பு பலவீனம் அடைந்துள்ளதோ அது சார்ந்த சக்தி ஓட்டப்பாதையும், புள்ளியும் இயங்குவதில் குறைபாடு ஏற்படுகிறது. இந்த நிலையில்தான் நாம் உடலில் தொந்தரவுகளை உணர்கிறோம்.

பாதிப்படைந்த, இயக்கம் குறைந்த புள்ளியை நோயறிதல் முறைகள் மூலம் கண்டறிந்து, அதனை ஊசியாலோ அல்லது விரலால் தொட்டோ தூண்டுவதுதான் அக்குபங்சர் மருத்துவ முறையாகும். ஊசி மூலம் தூண்டுவதை அக்குபங்சர் எனவும், விரல் மூலம் தொடுவதை அக்கு டச் எனவும், விரலால்

அழுத்துவதை அக்குபிரஷர் எனவும் அழைக்கிறார்கள். ஆனால், மருத்துவமுறையின் பெயர் அக்குபங்சர்தான். அதன் சிகிச்சை முறைகளை வேண்டுமானால் இப்படி அழைத்துக் கொள்ளலாம்.

நமது உடலில் உள்ளுறுப்புகளுக்கு சக்தியளிக்கும் சக்திநாளங்கள் பன்னிரெண்டு அமைந்துள்ளன. இவை தவிர, உடலின் முன்புற மையத்தில் மேலிருந்து கீழாக ஒரு சக்திநாளும், இதே போல உடலின் பின்புறத்தில் ஒரு சக்திநாளமும் சேர்த்து மொத்தம் 14 சக்திநாளங்கள் அமைந்துள்ளன. இவற்றிலுள்ள மூலகப் புள்ளிகள் 65. இவற்றை வைத்துத்தான் அக்குபங்சர் சிகிச்சை அளிக்கப்படுகிறது.

இப்போது நடைமுறையில் அக்குபங்சர் மருத்துவம் இரண்டு அணுகுமுறைகளில் பின்பற்றப்படுகிறது. ஒன்று – ஒற்றைப் புள்ளி சிகிச்சை. இன்னொன்று – பல புள்ளி சிகிச்சை. இதனைப் புரிந்து கொள்ள ஹோமியோபதி மருத்துவம் குறித்துப் பார்க்கலாம்.

டாக்டர் சாமுவேல் ஹானிமன் எனும் மருத்துவ அறிவியலாளர் 1790 களில் ஹோமியோபதி மருத்துவத்தைக் கண்டுபிடித்தார். அவர் கண்டுபிடித்த முறையின் படி ஒரே ஓர் மருந்தினை மிகக் குறைந்த அளவில் நோயாளிக்கு ஒரு முறை கொடுக்க வேண்டும். அதன் பிறகு நோயாளியின் நிலையைப் பொறுத்து சில நாட்களுக்குப் பிறகு இன்னொரு முறை தேவைப்பட்டால் கொடுக்கலாம். சிங்கிள் டோஸ் மெடிசின் என்று இதனைச் சொல்வார்கள். ஹானிமன் காலத்திற்குப் பிறகு, ஒரே நாளில் மூன்று முறை மருந்து கொடுக்கும் பழக்கமும், பல மருந்துகளை ஒரே நேரத்தில் கொடுக்கும் பழக்கமும் உருவாகி விட்டது. இப்போது நடைமுறையில் உள்ள ஹோமியோபதியில் இந்த இரண்டு அணுகுமுறைகளும் உள்ளன. ஒற்றை மருந்து கொடுத்து சிகிச்சையளிக்கும் முறையை கிளாசிக்கல் ஹோமியோபதி என்றும், பல மருந்துகளைக் கொடுக்கும் முறையை மாடர்ன் ஹோமியோபதி என்றும் சொல்கிறார்கள். ஆனால், மருத்துவமுறையின் பெயர் ஹோமியோபதிதான்.

இதே போன்றதுதான் அக்குபங்சர் மருத்துவத்திலும் வழக்கத்தில் இருக்கும் அணுகுமுறைகள். கிளாசிகல் அக்குபங்சர் என்பது சிகிச்சை அளிக்கும் போது ஒரே ஒரு புள்ளியை கண்டறிந்து, அதனைத் தூண்டுவது. கிளினிகல் அக்குபங்சர் என்பது பல

புள்ளிகளில் ஒரே நேரத்தில் சிகிச்சை அளிப்பது. ஆக, இரண்டு முறைகளும் அக்குபங்சரின் இருவேறு அணுகுமுறைகள்தான்.

நாம் பார்க்க இருப்பது கிளாசிகல் அக்குபங்சர் எனப்படும் மரபுவழி அக்குபங்சரின் நோயறிதல் முறையான நாடிப்பரிசோதனையை. நாடியின் மூலம் சிகிச்சைக்கான ஒற்றைப் புள்ளியை எவ்வாறு தேர்வு செய்வது? என்பதைத்தான் விரிவாகப் பார்க்க இருக்கிறோம்.

அதற்கு முன்பு அக்குபங்சர் நோயறிதல் முறைகளைப் பற்றிய ஒரு சிறு அறிமுகம்.

அக்குபங்சர் நோயறிதல் முறைகளை மூன்று வகையாகப் பிரிக்கலாம்.

1. தொட்டறிதல்
2. கேட்டறிதல்
3. பார்த்தறிதல்

தொட்டறிதல்

தொட்டறிதல் என்றால் நோயாளியைத் தொட்டு அறியப்படும் நோயறிதல் முறையாகும். அக்குபங்சர் தொட்டறிதல் முறையில் இரண்டு முறைகள் இருக்கின்றன. ஒன்று – அழுத்திப் பார்த்து நோயறிதல். இன்னொன்று – நாடிப்பரிசோதனை.

அழுத்திப் பார்த்து நோயறிதல் என்பது உடலில் அமைந்துள்ள எச்சரிக்கைப் புள்ளிகள் எனப்படும் அக்குபங்சர் புள்ளிகளை விரலால் அழுத்திப் பார்த்து நோயறியும் முறையாகும். இது எச்சரிக்கைப் புள்ளிகளை அழுத்திப் பார்த்து நோயறிவது, உள்ளங்கை, உள்ளங்கால்களிலுள்ள பிரதிபலிப்புப் புள்ளிகளை அழுத்திப் பார்த்து நோயறிவது என இரு வகைப்படும்.

நாடிப்பரிசோதனை என்பது கைகளின் மணிக்கட்டுப் பகுதியில் அமைந்துள்ள நாடி ஓட்டத்தை தொட்டறிந்து, சிகிச்சைக்கான புள்ளியைத் தேர்வு செய்யும் முறையாகும். அக்குபங்சர் நாடிப் பரிசோதனையில் மூன்று விதமான நாடிப் பரிசோதனைகள் இருக்கின்றன. அவற்றைப் பற்றி பின்னர் பார்க்கலாம்.

கேட்டறிதல்

கேட்டறிதல் என்றால் நோயாளியிடம் கேட்டு அறியப்படும் நோயறிதல் முறையாகும். அக்குபங்சர் கேட்டறிதல் முறையில் மூன்று முறைகள் பின்பற்றப்படுகின்றன.

1. முழுமையான கேட்டறிதல்
2. எளிமையான கேட்டறிதல்
3. உளவியல் கேட்டறிதல்

முழுமையான கேட்டறிதல் முறையில் இருந்து புதிய புதிய கேட்டறிதல் முறைகள் பயன்பாட்டின் மூலம் கண்டறியப்பட்டு பின்பற்றப்படுகின்றன.

பார்த்தறிதல்

நோயாளியின் உடல் அமைப்பு, குரல், நிறமாற்றம், மனநிலை உள்ளிட்ட பல்வேறு காரணிகளைக் கூர்ந்து கவனித்து நோயறியும் முறைதான் பார்த்தறிதல். கேட்டறிதல் மற்றும் தொட்டறிதல் முறைகளில் ஈடுபாடும், அனுபவமும் உள்ளவர்களுக்கு பார்த்தறிதல் முறையைப் பின்பற்றுவது எளிமையானதாக இருக்கும்.

அக்குபங்சர் நோயறிதல் முறைகளில் எந்த ஒன்றைப் பின்பற்றினாலும், சிகிச்சைக்குத் தேவையான ஒரு புள்ளியைக் கண்டுபிடித்து விட முடியும். நோயறிதல் முறைகளின் நோக்கமே ஒற்றைப் புள்ளியைக் கண்டுபிடிப்பதுதான். ஒரு நோயாளிக்கு சிகிச்சை அளிக்கும் போது தேவையான ஏதாவது ஒரு நோயறிதல் முறையைப் பின்பற்றினால் போதுமானது.

எல்லா நோயறிதல் முறைகளிலும் தேர்ந்துவிட்டால் முழுமையான அக்கு ஹீலராக வாய்ப்புண்டு. ஆனால், சிகிச்சை அளிப்பதற்கு ஏதேனும் ஒரு நோயறிதல் முறை முழுமையாகத் தெரிந்தால் போதுமானது.

நோயறிதல் முறைகளில் ஒன்றைப் பயன்படுத்தி, சிகிச்சை அளிக்க வேண்டிய புள்ளியைக் கண்டுபிடித்து விடலாம். சிகிச்சை முறைகளில் விரலால் தீண்டி சிகிச்சை அளிப்பது அல்லது ஊசி மூலம் தூண்டி சிகிச்சை அளிப்பது இரண்டில் ஒன்றைப் பின்பற்றலாம். ஒரு நோயறிதல் முறையும், ஒரு

சிகிச்சை முறையும் புரிந்து விட்டால் நம்மால் சிகிச்சை அளிக்க முடியும். எல்லா வகை நோயாளிகளுக்கும் சிகிச்சை அளிக்க வேண்டுமானால் அனைத்து நோயறிதல் முறைகளிலும் தேர்ச்சி பெற வேண்டியது அவசியம்.

இன்னொரு அடிப்படையான விஷயத்தைப் பார்த்து விட்டு, இப்பகுதியை நிறைவு செய்யலாம்.

அக்குபங்சர் மருத்துவம் மனித உடலை ஐம்பூதங்களின் கலவையாகவே புரிந்து கொள்கிறது. அண்டமும், பிண்டமும் ஐம் பூதங்களால் ஆனது என்ற மரபு வழி தத்துவமே அக்குபங்சரின் தத்துவமும். எனவே, உடலை செல்களால், திசுக்களால் ஆன பொருளாகப் பார்ப்பது பொருள் அடிப்படையிலான பார்வை. உடலியலைப் புரிந்து கொள்ள அது அவசியம். தத்துவத்தின் அடிப்படையில் உடலை ஐம் பூதங்களாகப் புரிந்து கொள்வது முக்கியமானது. ஐம் பூதங்கள் ஐந்து மூலகங்கள் என்ற சொல்லாலும் குறிப்பிடப்படுகிறது.

உடல் - உள்ளுறுப்புகளின் ஒருங்கிணைந்த இயக்கத்தால் இயங்குகிறது. நம்முடைய இயற்கைக்கு மாறான பழக்கங்கள் மற்றும் உணவு முறைகளால் உள்ளுறுப்புகளில் கழிவுகள் தேங்குகின்றன. இக்கழிவுகளைப் பற்றி விளக்குவது கழிவு நீக்கத் தத்துவம். இது புரியும் போது நோய்களைப் பற்றிய அச்சம் நீங்கி, புரிதல் பிறக்கும். கழிவுகள் உள்ளுறுப்புகளில் தேங்கி விடும் போது, உடலின் ஐம்பூதச் சமநிலை பாதிப்படைகிறது. நெருப்பு, நிலம், காற்று, நீர், மரம் எனும் ஐம்பூதங்களின் இயல்பில் ஏற்படும் மாற்றம் உடலில் பிரதிபலிக்கிறது. இதனை விளக்குவது ஐம்பூதத் தத்துவம். அக்குபங்சரின் அடிப்படைத் தத்துவங்களில் கழிவு நீக்கத் தத்துவம், ஐம் பூதத்தத்துவம், கரு உரு தத்துவம் ஆகிய மூன்றிலும் புரிதல் இருந்தால்தான் நோயறிதல் முறைகளைக் கையாள முடியும்.

வாழ்க்கை முறையால் உடலில் கழிவுகள் தேங்குகின்றன. அதனால், ஐம்பூதச் சமநிலை மாறுகிறது. இந்த இரண்டு மாற்றங்களும் உடலில் தொந்தரவுகளாக வெளிப்படுகின்றன. இந்த தொந்தரவுகளை விரிவாகக் கேட்டு அது எந்தெந்த மூலகங்களின் சமச்சீரற்ற நிலையால் உருவானது என்று அறியும் நோயறிதல் முறைதான் – கேட்டறிதல் முறை. ஐம்பூதங்களின் சீரற்ற தன்மையை நேரடியாக தொட்டு அறிந்து கொள்ளும் முறைதான் நாடிப்பரிசோதனை முறை. ஐம் பூதங்களின் உடல்

பிரதிபலிப்புகளை கண்களால் கண்டறிவது பார்த்தறியும் முறை. ஆக, எந்த நோயறிதல் முறையின் வழியாக நாம் பரிசோதனை செய்தாலும் இறுதியில் கண்டறிய வேண்டிய விஷயம் ஒன்றே ஒன்றுதான். உடலின் ஐம்பூதங்களின் நிலை என்ன? என்பதுதான் அது.

நாடிப்பரிசோதனையின் நோக்கமும் அதுதான். நாடித்துடிப்பின் மூலம் அந்த உடலில் எந்தெந்த மூலகங்கள் (பூதங்கள்) சமநிலை குலைந்துள்ளன? என்பதை அறிந்து கொள்வது.

நோயறிதல் முறைகளின் மூலம் சமநிலை குலைந்த மூலகங்களை அறிந்து கொண்ட பிறகு, புள்ளித் தேர்வு முறையின் மூலம் சிகிச்சைக்கான ஒற்றைப் புள்ளியைத் தேர்வு செய்ய வேண்டும். அதன் பிறகு சிகிச்சை அளிக்க வேண்டும். சிகிச்சையளிப்பதற்குத் தேவையான முதல் விஷயம் தத்துவங்களை அறிதல். இரண்டாவது நோயறிதல் முறைகளை அறிதல். மூன்றாவது சிகிச்சை அளிப்பதை அறிதல்.

நாம் இந்நூலின் மூலம் இரண்டாம் பகுதியான நோயறிதல் முறைகளில் ஒன்றான நாடிப்பரிசோதனையைக் கற்க உள்ளோம்.

தொடர்ந்து, நாம் அக்குபங்சர் மருத்துவத்தின் சுருக்கமான வரலாற்றைப் பார்க்கலாம்.

அக்குபங்சர் வழித்தடங்கள்

அக்குபங்சர் மருத்துவம் எந்த நாட்டில் கண்டுபிடிக்கப்பட்டது? என்பது மிக முக்கியமான கேள்வி. ஏனென்றால், உலகம் முழுவதும் இருந்து பல்வேறு நாடுகள் தங்கள் நாட்டில்தான் அக்குபங்சர் பிறந்தது என்று உரிமை கோருகிறார்கள். இந்தியா, இலங்கை, நேபாளம், சீனா, ஜப்பான் போன்ற பல நாடுகளில் அக்குபங்சர் பின்பற்றப்பட்டதற்கான ஆதாரங்கள் இருப்பதாகக் கூறப்படுகிறது. ஆனால், அக்குபங்சர் குறித்த தொன்மையான ஆதாரங்களையும், வரலாற்றையும் முழுமையாகக் கொண்டிருப்பது சீனா மட்டுமே. எனவே, அக்குபங்சர் மருத்துவம் சீனாவில் பிறந்தது என்பதே வரலாற்று ஆய்வாளர்களின் கருத்து.

உலகம் முழுவதும் மனிதர்கள் தோன்றிய காலத்திருந்தே பல வகையான மருத்துவ முறைகளும் உருவாகத் துவங்கிவிட்டன. பல லட்சம் ஆண்டுகளில் சிறிது சிறிதாக மேம்படுத்தப்பட்டு சிறப்பான மரபுவழி மருத்துவங்களாக பல மருத்துவங்கள் திகழ்கின்றன. ஒவ்வொரு நிலப்பகுதியின் தன்மைக்கும், தேவைக்கும் ஏற்றவாறு தனித்தனியான மருத்துவ முறைகள் தோன்றின. அவற்றுக்கிடையே ஒற்றுமைகள் நிறைய இருக்கின்றன. ஆனால், பயன்பாட்டு அடிப்படையில் ஏராளமான வேறுபாடுகளோடும், ஒவ்வொரு மருத்துவமுறையும் தனித்தன்மையோடும் காணப்படுகின்றன.

உதாரணமாக, தமிழ்நாட்டில் தோன்றிய சித்த மருத்துவம், வட இந்தியாவில் தோன்றிய ஆயுர்வேதம், பாரசீக நாட்டில் உருவான யுனானி ஆகிய மருத்துவங்கள் ஒரே மாதிரியானவை. இயற்கையில் கிடைக்கும் நோய் நீக்கும் தன்மையுள்ள மூலிகைகளில் இருந்து மருந்து செய்யப்படும் அடிப்படை கொண்டவை. ஒன்றிலிருந்து இன்னொன்று உருவானதாக பிற்காலத்தில் சர்ச்சை ஏற்பட்டாலும், அவை தனித்தனியாக

அந்தந்தப் பகுதிகளில் தோன்றியவை என்பதை அவற்றின் தத்துவங்களும், பயன்பாடும் நிரூபிக்கின்றன. இதே போன்றதுதான் அக்குபங்சர் உரிமை கோரலும்.

அக்குபங்சர் மருத்துவமும், வர்ம சிகிச்சையும் தமிழகத்தைச் சேர்ந்தவை என்று நாம் உரிமை கோருகிறோம். வட இந்தியாவில் அக்குபங்சர் சிகிச்சை ஆயுர்வேதத்தின் மர்ம சிகிச்சையின் ஒரு பகுதி என்று உரிமை கோருகிறார்கள். உண்மையில் மருந்துகளைப் பயன்படுத்தி சிகிச்சை அளிக்கும் சித்த, ஆயுர்வேத மருத்துவங்களுக்கும் அக்குபங்சருக்கும் தன்மை அடிப்படையில் ஏராளமான வேறுபாடுகள் இருக்கின்றன. உதாரணமாக, வர்மம் அல்லது மர்மம் என்பது தனியான மருந்தற்ற சிகிச்சை முறை இல்லை. அதே போல வர்மம் அல்லது மர்ம மருத்துவத்திற்கு தனியான நோயறிதல் முறைகளும் இல்லை. சித்த/ஆயுர்வேத மருத்துவ முறைகளின் நோயறிதல் முறைகளையே வர்ம/மர்ம சிகிச்சை முறைகள் பயன்படுத்துகின்றன. பயன்பாட்டிலும், வர்ம/மர்ம சிகிச்சைகளுடன் சித்த/ஆயுர்வேத மருந்துகளும் இணைத்துப் பயன்படுத்தப்படுகின்றன. சித்த மருத்துவமுறையின் துணை சிகிச்சையாக வர்மமும், ஆயுர்வேத மருத்துவத்தின் துணை சிகிச்சை முறையாக மர்ம மருத்துவமும் பயன்படுத்தப்படுகின்றன.

ஆனால், அக்குபங்சர் என்பது மருந்துகளற்ற, தனியான நோயறிதல் முறைகளைக் கொண்ட முழுமையான மருத்துவமாகும். நோயறிதல் முறைகளிலும், சிகிச்சை முறைகளிலும் எண்ணற்ற வேறுபாடுகள் அக்குபங்சருக்கும், பிற மருத்துவங்களுக்கும் இருக்கின்றன. எல்லா மரபு வழி மருத்துவங்களுக்கும் பொதுவாக இருக்கும் ஐம்பூதத் தத்துவம் அக்குபங்சரிலும் மையமாக விளங்குகிறது. அதிலும் இந்திய மருத்துவங்களின் தத்துவங்களுக்கும், அக்குபங்சர் தத்துவத்துக்கும் அடிப்படையிலேயே வேறுபாடு உள்ளது. இவைகளெல்லாம் ஒருபுறம் இருந்தாலும், வரலாற்று ஆதாரங்கள் அக்குபங்சரின் சீனத் தொடர்பையே உறுதி செய்கின்றன.

தமிழகச் சித்தர்களில் ஒருவரான போகர்தான் அக்குபங்சரைக் கண்டுபிடித்தார் என்பது இங்கு நிலவும் ஒரு நம்பிக்கை. போகரின் காலம் குறித்தோ, சித்தர்களின் காலம் குறித்தோ

ஆய்வு செய்தால் நமக்கு பெருங்குழப்பமே விளையும். ஏனெனில், ஒவ்வொரு பகுதி மக்களும் தங்கள் நம்பிக்கையின் அடிப்படியில் சித்தர்களின் காலத்தை லட்சக்கணக்கான ஆண்டுகளுக்கு முன்புள்ளதாக மாற்றி விடுகிறார்கள். நமக்குக் கிடைத்திருக்கும் சித்தர் பாடல்களின் ஓலைச்சுவடிகள் மிகப் பிற்காலத்தைச் சேர்ந்தவை. அதிகபட்சம் முந்நூறு வருடங்களுக்கு முன்புள்ள சுவடிகளே கிடைத்துள்ளன. சித்தர் பாடல்களின் வார்த்தைகள் பயன்பாடும் பிற்காலத்தவைகளாகவே உள்ளன. சித்தர்களைப் பற்றிய ஒரு அடிப்படையைப் புரிந்து கொள்ள வேண்டும். ஆரம்பகாலப் பாடல்கள் எதுவும் எழுதி வைக்கப்படவில்லை. அவை வாய்மொழியாகவே மக்களிடம் இருந்தன. பிற்காலத்தில், எழுத்துப் பழக்கம் பரவலான பிறகு அப்பாடல்கள் அன்றிருந்த சொற்களின் மூலம் எழுதி வைக்கப்பட்டன. ஓலைகளின் ஆயுட்காலம் அதிகபட்சம் இருநூறு வருடங்கள்தான். எனவே, புதிய ஓலைச்சுவடிகளில் படியெடுக்கப் பட்டவைகள்தான் நமக்கு கிடைக்கின்றன. அதனால், சுவடிகளை வைத்து காலத்தைக் கண்டுபிடிப்பது பயன்தராது.

அதே போல, போகர் பாடல்களில் இயேசு கிறிஸ்து பற்றியும், முகமது நபி பற்றியும் சில செய்திகள் இடம்பெற்றுள்ளன. அப்படியானால், போகரின் காலம் 1600 ஆண்டுகளுக்கு முற்பட்டதாகத்தான் இருக்க முடியும். அக்குபங்சரின் மருத்துவத்தோடு போகரின் பெயர் பயன்படுவது போலவே போதி தர்மரின் பெயரையும் குறிப்பிடுவார்கள். போதிதர்மர் எனும் புத்த மத குரு, புத்த மத தத்துவங்களை சீனத்திற்கு பரப்பச் சென்ற போது இந்திய மருத்துவங்களில் பலவற்றை சீனாவுக்குக் கற்பித்தார் என்று சொல்வார்கள். இது சரியான விஷயமாக இருந்தாலும், போதி தர்மரின் காலம் குறித்து ஆய்வு செய்தால் அக்குபங்சர் அதை விடப் பழமையாக இருக்கிறது. போதி தர்மருக்கும் ஆறு தலைமுறைகளுக்கு முற்பட்டவர் புத்தர். புத்தருக்குப் பின்புதான் புத்தமதம் தோன்றியது. புத்தரின் காலம் சுமார் 2,500 ஆண்டுகளுக்கு முற்பட்டது. அப்படியானால், போதி தர்மர் 2200 – 2300 ஆண்டுகளுக்கு முற்பட்டவராக இருக்க வாய்ப்புண்டு.

சீனாவில் இருக்கும் அக்குபங்சர் மருத்துவத்தின் மூல நூல் எத்தனை ஆண்டுகள் பழமையானது தெரியுமா? 4600 ஆண்டுகள்

பழமையானது. அந்நூல் தொகுக்கப்பட்டது கி.மு. 2697 – 2596 காலத்தில். மஞ்சள் பேரரசர் என்று அழைக்கப்படும் ஹூவாங் டி என்ற மன்னனின் ஆட்சிக்காலத்தில் அக்குபங்சரின் மூலநூலான நெய்ஜிங் உருவானது. அரசர் ஹூவாங் டியும், தலைமை அமைச்சர் சீ – போ வும் உரையாடிய உரையாடல் தொகுப்புகள்தான் நெய்ஜிங் எனும் நூல். பல ஆயிரம் பக்கங்களைக் கொண்ட இந்நூல் மண் ஓடுகளில் எழுதி பாதுகாக்கப்பட்டது. பின்பு, விலங்குகளின் தோல்களிலும் இயற்கை வண்ணங்களால் எழுதப்பட்டது. கி.மு. 305 – 204 காலத்தில் தனித்தனியாக இருந்தவை ஒருங்கிணைக்கப்பட்டு தொகுப்பாக வெளியிடப்பட்டது.

கி.மு. 1000 காலத்தில் ஆட்சியில் இருந்த ஷாங் வம்சத்தினர் அக்குபங்சர் சிகிச்சை அளிப்பதற்காக எலும்புகளையும், கற்களையும், மரத் துண்டுகளையும் பயன்படுத்தியுள்ளனர். பின்னர் உலோக காலத்தில் சிகிச்சைக்காக ஊசிகள் பயன்படுத்தப்பட்டன. கி.பி. 260 களில் வாழ்ந்த மருத்துவர் ஹூவாங் பூ மி பழமையான சீன மருத்துவ இலக்கியங்களைத் தொகுத்து "முறையான அக்குபங்சர்" எனும் நூலினை எழுதினார். கி.பி. 265 – 581 ஆண்டுகள் வரை ஜின் வம்சத்தினரும், வட சீன, தென் சீன வம்சங்களும் அக்குபங்சர் மருத்துவத்தினை முழுமையாகப் பயன்படுத்திய ஆதாரங்கள் கிடைக்கின்றன. இக்காலத்தில் சூ – சி எனும் வம்சத்தினர் மருத்துவர்களாக விளங்கியுள்ளனர்.

அக்காலத்தில் சீன மருத்துவ முறைகளாக அக்குபங்சரும், மூலிகை மருத்துவமும் தனித்தனியாகப் பின்பற்றப்பட்டன. பிற்காலத்தில் நடந்த போர்களின் போது, இரு மருத்துவ முறைகளையும் இணைத்துச் செய்யும் பழக்கம் உருவானது. 1949 இன் சீனப்புரட்சிக்குப் பிறகு, அக்குபங்சர், மூலிகை மருத்துவம், ஆங்கில மருத்துவம் மூன்றும் இணைத்து பின்பற்றப் பட்டன.

இதுதான் அக்குபங்சரின் சுருக்கமான வரலாறு. சீனாவில் தோன்றிய அக்குபங்சர் எப்படி இந்தியாவிற்கு வந்தது? என்பதையும் சுருக்கமாகப் பார்த்து விடலாம்.

கி.பி. 1600 களுக்கும் முன்பே சீனா மட்டுமல்லாமல் பல நாடுகளுக்கு அக்குபங்சர் பரவி இருந்தது. நாடு பிடிக்கும் போர்கள், வணிகத் தொடர்புகள் மூலமாக வெவ்வேறு

நாடுகளுக்கு மருத்துவங்கள் பரவியிருந்தன. 1600 களுக்குப் பின்பு ஐரோப்பிய நாடுகளுக்கும் அக்குபங்சர் பரவியது.

சீனாவின் உதவிக்காகச் சென்ற இந்திய மருத்துவக் குழுவில் 1938 - 42 ஆண்டுகளில் பணியாற்ற இந்திய மருத்துவர் டாக்டர் டி.என்.கோட்னிஸ் சீனா சென்றிருந்தார். அங்கு ஆங்கில மருத்துவம் செய்து கொண்டே, சீன மருத்துவங்களைக் கற்க முயன்றார். அக்குபங்சர் குறித்த முதல் அறிமுகம் பெற்ற இந்தியர் என்று டாக்டர் கோட்னிசைக் குறிப்பிடலாம். பஞ்சாபிலுள்ள லூதியானாவில் 1975 இல் டாக்டர் கோட்னிஸ் பெயரில் ஒரு தனியார் அக்குபங்சர் மருத்துவமனை துவங்கப்பட்டது. இது இந்தியாவின் முதல் அக்குபங்சர் மருத்துவமனை ஆகும்.

1959 ஆம் ஆண்டில் மேற்கு வங்கத்தைச் சேர்ந்த டாக்டர். பி.கே.பாசு சீனா சென்று அக்குபங்சர் கற்றுத் திரும்பினார். இவர்தான் இந்தியாவைச் சேர்ந்த முதல் அக்குபங்சரிஸ்ட் ஆவார். பிற்காலத்தில் 1990களின் இறுதியில் டாக்டர் பி.கே.பாசுவின் பெயரில் மேற்கு வங்க அரசின் அனுமதியோடு அக்குபங்சர் பயிற்சி நிறுவனம் துவங்கப்பட்டது.

மேற்கு வங்கத்தில் இருந்து அக்குபங்சர் மருத்துவம் இந்தியாவின் பிற பகுதிகளுக்குப் பரவத்துவங்கியது. இக்காலத்தில் 1962 ஆம் ஆண்டில் உலக சுகாதார நிறுவனம் ரஷ்யாவில் நடத்திய சர்வதேச கருத்தரங்கம் மூலம் பல உலக நாடுகளுக்கு அக்குபங்சர் அறிமுகம் கிடைத்தது. அங்கு இந்தியாவில் இருந்து யாரும் செல்லவில்லை. அண்டைநாடான இலங்கையில் இருந்து அரசின் பிரதிநிதியாக டாக்டர் ஆண்டன் ஜெயசூரியா பங்கேற்றுத் திரும்பினார். அதன் பின்பு 1972 இல் அவர் சீனா சென்று அக்குபங்சர் மருத்துவத்தைக் கற்று இலங்கைக்குத் திரும்பி, மருத்துவப் பயிற்சி மையத்தையும், சிகிச்சை மையத்தையும் துவங்கினார். இதுதான் இலங்கையின் முதல் அக்குபங்சர் நிறுவனம்.

1970 களின் மத்தியில் டாக்டர் ஆண்டன் ஜெயசூரியா இந்தியாவிற்கு வருகை தந்தார். அவர் அக்குபங்சர் பயிற்சியளிக்கத் துவங்கிய இடம் தமிழ்நாட்டின் தலைநகரம் சென்னை. இங்கிருந்த ஆங்கில மருத்துவர்களுக்கு டாக்டர் ஆண்டன் ஜெயசூரியா பயிற்சியளித்தார். அப்படி 1980 களின் துவக்கத்தில் அக்குபங்சர் மருத்துவத்திற்குள் நுழைந்தவர்கள் –

டாக்டர் சகோதரர்கள் என்று அழைக்கப்படும் டாக்டர் சித்திக் ஜமால், டாக்டர் ஃபஸ்லுர் ரஹ்மான்.

வலி நீக்கும் சிகிச்சை முறையாகவே இந்தியாவிற்கு அக்குபங்சர் அறிமுகம் ஆனது. டாக்டர் பி.கே.பாசு மற்றும் டாக்டர் ஆண்டன் ஜெயசூரியா இருவருமே அக்குபங்சர் மருத்துவத்தை ஒரு துணை சிகிச்சை முறையாகவே இங்கு அறிமுகம் செய்தனர். வட இந்தியாவில் இருந்து பரவத்துவங்கிய அக்குபங்சர் மருத்துவம் ஆயுர்வேதம், ஹோமியோபதி, மூலிகை மருத்துவம், ஆங்கில மருத்துவம் ஆகிய மருத்துவங்களோடு இணைத்து பின்பற்றப்பட்டது. அதே போல, தமிழகத்திலிருந்து பரவத்துவங்கிய அக்குபங்சர் மருத்துவம் இங்கிருந்த சித்த மருத்துவம், ஹோமியோபதி, ஆங்கில மருத்துவம் ஆகிய மருத்துவங்களோடு இணைத்து பின்பற்றப்பட்டது.

இந்தியாவிற்கு அறிமுகமான அக்குபங்சர் மருத்துவம் இரு குழுக்களாக பரவலாகத் துவங்கியது. ஒன்று - வட இந்தியாவிலிருந்து பரவிய டாக்டர். பி.கே.பாசுவின் வழியாகப் பயிற்சி பெற்றோர். இரண்டு - தமிழகத்தில் இருந்து பரவிய டாக்டர் ஆண்டன் ஜெயசூரியா வழியாகப் பயிற்சி பெற்றோர். இப்படி இரு குழுக்களின் மூலம் இந்தியா முழுவதும் அக்குபங்சர் மருத்துவம் துணை சிகிச்சையாக பரவியது.

டாக்டர் சகோதரர்கள் 1979 ஆம் ஆண்டில் ஆங்கில மருத்துவத்தில் பட்டப்படிப்பை நிறைவு செய்து மருத்துவத்தில் ஈடுபட்டனர். இவர்கள் ஆங்கில மருத்துவத்தில் முழு நேரமாக சிகிச்சையளிக்கத் துவங்கிய காலத்திலேயே " குணமாக்குவதற்குப் பதில் பல மடங்காக இந்த மருத்துவம் நோய்களைப் பெருக்கிக் கொண்டுள்ளது" என்பதை உணர்ந்தார்கள். 1984 இல் "ஆங்கில மருத்துவம் மனிதகுலத்தின் சாபக்கேடு" என்ற முடிவுடன் டாக்டர் சகோதரர்கள் ஆங்கில மருத்துவத்தைத் தூக்கி எறிந்தனர்.

மரபு வழி மருத்துவங்களை நோக்கி அவர்களின் பார்வை திரும்பியது. ஹோமியோபதி, இயற்கை மருத்துவம், அக்குபங்சர் போன்ற மருத்துவங்களை அறிய முற்பட்டனர். படிப்படியாக அக்குபங்சர் மருத்துவம் அவர்களை ஈர்த்தது. எல்லா நோய்களுக்கும் அக்குபங்சர் மருத்துவமே போதுமானது என்றும், அக்குபங்சரின் தத்துவங்கள் ஒரே ஒரு புள்ளியில் சிகிச்சையளிப்பதையே விளக்குகின்றன என்றும் புரிந்து

கொண்ட டாக்டர் சகோதரர்கள் அக்குபங்சர் மருத்துவத்தை முழுமையான மருத்துவமுறையாகப் பின்பற்றத் துவங்கினர். இடைவிடாத சிந்தனையாலும், தங்களுடைய லட்சக்கணக்கான நோயாளிகளிடம் கிடைத்த அனுபவத்தாலும் அக்குபங்சரின் தத்துவரீதியான பயன்பாடுகளை அறிந்தனர். அக்குபங்சர் குறித்து பொதுவெளிகளிலும், மருத்துவ உலகிலும் விழிப்புணர்வினை செயல்வடிவில் ஏற்படுத்தினார்கள்.

1980 கள் வரை உடல் முழுவதும் ஊசி குத்தி பல புள்ளிகளில் சிகிச்சை அளிக்கப்படும், வலி நிவாரண சிகிச்சையாகவே அக்குபங்சர் அறிமுகமானது. டாக்டர் சகோதரர்களின் வருகைக்குப் பிறகு, இந்திய மருத்துவ தத்துவங்களின் நோயியல் குறித்த பார்வையோடு அக்குபங்சர் புரிந்து கொள்ளப்பட்டது. ஒரே ஒரு புள்ளியில் சிகிச்சை அளித்தால் போதுமானது என்ற புரிதலும் உருவானது. நாடிப்பரிசோதனை முறை உட்பட அக்குபங்சர் நோயறிதல் முறைகள் அனைத்தும் புத்தாக்கம் பெற்றன.

1997 ஆம் ஆண்டு இந்தியாவிலேயே முதன் முறையாக மேற்கு வங்க அரசு அக்குபங்சர் மருத்துவத்திற்கான அரசு கவுன்சிலை உருவாக்கியது. 2002 ஆம் ஆண்டு தமிழக அரசின் ஆளுநர் உரையில் அக்குபங்சர் மருத்துவத்தை ஊக்குவிக்கும் திட்டம் அறிவிக்கப்பட்டது. 2003 ஆம் ஆண்டு மத்திய அரசு அக்குபங்சர் மருத்துவத்தை சிகிச்சை முறையாக அங்கீகரித்தது.

இந்தியாவின் முதல் அக்குபங்சர் மருத்துவர் - டாக்டர் பி.கே. பாசு. இந்தியாவின் முதல் தனியார் அக்குபங்சர் நிறுவனம் - லூதியானாவில் உள்ள டாக்டர் கோட்னிஸ் நினைவு மருத்துவமனை. தமிழகத்தின் முதல் அக்குபங்சர் பயிற்சியை வழங்கியவர் டாக்டர் ஆண்டன் ஜெயசூரியா. தமிழகத்தின் பல்கலைக்கழக இணைவு பெற்ற முதல் அக்குபங்சர் பகுதிநேரக் கல்லூரி - கம்பம் அகாடமி ஆஃப் அக்குபங்சர்.

உலகம் முழுவதும் பின்பற்றப்படும் 104 மரபு வழி மருத்துவங்களில் மருந்தில்லா மருத்துவங்களின் தலைமை மருத்துவமாக அக்குபங்சர் விளங்குகிறது. "ஐக்கிய நாடுகள் சபையில் உள்ள 192 நாடுகளில் 178 நாடுகளும், உலக சுகாதார நிறுவனத்தில் உள்ள 129 நாடுகளில் 80 சதமான நாடுகளும் இப்போது அக்குபங்சரை அங்கீகரித்துள்ளன. ஒரு மருத்துவ முறை உலகெங்கும் இப்போது மிக வேகமாகப் பரவி

வளர்ந்துள்ளதெனில் அது அக்குபங்சரே ஆகும்" என உலக சுகாதார நிறுவனத்தின் பாரம்பரிய மருத்துவங்களுக்கான வியூகம் (2014-2023) எனும் அறிக்கை கூறுகிறது.

இந்தியாவில் அக்குபங்சரை முழுமையான மருத்துவமாக அங்கீகரித்து, அரசு கவுன்சில் துவங்குவதற்கான பாராளுமன்ற அனுமதி 2019 ஆம் ஆண்டில் வழங்கப்பட்டது. இன்னும் சில ஆண்டுகளில் அக்குபங்சர் மருத்துவக் கல்லூரிகளும், மருத்துவ மனைகளும் இந்தியா முழுவதும் பரவலாவதை நாம் காணப்போகிறோம்.

போதுமான அளவிற்கு நாம் வரலாற்றைப் பார்த்து விட்டோம். இனி, ஒரு புள்ளி சிகிச்சை குறித்தும், நாடிப்பரிசோதனை குறித்தும் பார்க்கலாம்.

ஒரே ஒரு புள்ளியில் உயரிய சிகிச்சை

நாம் இப்போது ஒரு புள்ளி சிகிச்சை குறித்து வரலாற்று ரீதியான சில விஷயங்களைப் பார்த்து விட்டு, நாடிப் பரிசோதனையின் கதைக்குள் நுழையலாம்.

அக்குபங்சரின் துவக்க காலத்தில் ஐம்பூதத் தத்துவத்தின் அடிப்படையிலான ஒரே ஒரு புள்ளியில் சிகிச்சையளிக்கும் முறைதான் கையாளப்பட்டிருக்கிறது. பிற்காலத்தின் தத்துவக் குழப்பங்களாலும், பல மருத்துவ முறைகளின் கலப்பாலும் தனிச்சிறப்பான ஒரு புள்ளி சிகிச்சை முறையைப் பின்பற்றுபவர்கள் குறைந்து போய் விட்டனர். தத்துவத் தெளிவுள்ளவர்களின் உயர்நிலை சிகிச்சை முறையாகவே உலகம் முழுவதும் ஒரு புள்ளி சிகிச்சை கருதப்பட்டு வருகிறது. சிகிச்சைக்குத் தேர்வு செய்வது எவ்வளவு குறைவான புள்ளிகளோ, அந்த அளவுக்கு சிகிச்சையளிப்பவரின் அனுபவமும், நுட்பமும் கணக்கில் கொள்ளப்படுகிறது. இப்போதும் சீனாவில் ஒரு புள்ளி சிகிச்சை என்ற விஷயத்தைக் கேள்விப்பட்டவுடன் அதற்கு தனிமரியாதை அளிக்கின்றனர்.

வரலாற்று ரீதியாக ஒருபுள்ளி சிகிச்சை பின்பற்றப் பட்டதற்கான ஆதாரங்கள் இருக்கின்றனவா? என்பதை சுருக்கமாகப் பார்க்கலாம்.

2010 ஆம் ஆண்டில் உலக பாரம்பரியச் சின்னங்களில் ஒன்றாக அக்குபங்சர் மருத்துவத்தை அறிவிக்க வேண்டும் என்ற சீன அரசின் கோரிக்கையை ஏற்று ஐக்கிய நாடுகள் சபையின் அங்கமான யுனெஸ்கோ அங்கீகரித்தது. இப்பரிந்துரையின் அங்கமாக, சீனாவில் இருக்கும் அனுபவம் வாய்ந்த பாரம்பரிய அக்குபங்சர் நிபுணர்கள் சிலரின் கடிதங்கள் இணைக்கப்பட்டிருந்தன.

80 வயதான மரபு வழி மருத்துவர் ஷெங் சின்னாங் தனது 10 ஆவது வயதிலிருந்து அக்குபங்சர் கற்றுக் கொண்டதாகக் குறிப்பிட்டுள்ளார். சீன அரசின் தேசிய மருத்துவ விருதினைப் பெற்றுள்ள அவர் தன் தந்தையிடம் இருந்து மூன்றே புள்ளிகளில் சிகிச்சை அளிக்கும் அக்குபங்சர் முறையைக் கற்றுக் கொண்டதாகக் கடிதத்தில் கூறியுள்ளார். அதே போல, 82 வயதான மரபு வழி மருத்துவர் ஹீ பூரன் தனது 60 வருட அக்குபங்சர் அனுபவத்தின் வழியாக மூன்று புள்ளி அக்குபங்சர் சிகிச்சையைப் பின்பற்றுவதாக பரிந்துரைக் கடிதத்தில் கூறியுள்ளார்.

2009 ஆம் ஆண்டு ஐக்கிய நாடுகள் சபைக்கு சீனாவில் இருந்து அனுப்பப்பட்ட மரபு வழி மருத்துவர்களின் பரிந்துரைக் கடிதங்கள் ஐந்து. அதில் இரண்டு மருத்துவர்கள் மூன்று புள்ளி சிகிச்சை முறையைப் பின்பற்றுவதாகத் தெரிவித்துள்ளனர். உலகம் முழுவதும் அக்குபங்சர் மருத்துவம் என்றாலே, உடல் முழுவதும் ஊசிகளைச் செலுத்தி சிகிச்சை அளிக்கும் முறையாகவே அக்குபங்சர் அறியப்பட்டிருக்கிறது. இதே நிலைதான் சீனாவிலும் இருக்கிறது.

சாதாரணத் தொந்தரவுகளுக்குக் கூட, பத்து ஊசிகளில் துவங்கி ஐம்பது ஊசிகள் வரை உடலில் செலுத்தி சிகிச்சை அளிக்கும் பல புள்ளி சிகிச்சை முறை பின்பற்றப்படும் சீனாவில் மூன்று புள்ளி சிகிச்சை சுமார் 70 – 80 ஆண்டுகளுக்கு முன்பு தீவிரமாகப் பின்பற்றி வந்ததை மரபு வழி மருத்துவர்களின் கடிதங்கள் மூலம் அறிய முடிகிறது. மிகக் குறைந்த புள்ளிகளைக் கொண்டு சிகிச்சை அளிப்பது உயர் நிலை சிகிச்சை என்ற கருத்தை இக்கடிதங்களின் மூலம் புரிந்து கொள்ள முடியும்.

1971 இல் அமெரிக்க அதிபர் நிக்சன் சீனாவிற்கு சுற்றுப் பயணம் செய்த போது அவருடன் சென்ற ஊடகவியலாளர் குழுவில் சென்றவர் – ஜேம்ஸ் ரெஸ்டன். இவர் நியூயார்க் டைம்ஸ் பத்திரிகையின் முதன்மை செய்தியாளர். குடல்வால் அறுவை சிகிச்சை செய்த பிறகு ஏற்பட்ட கடும் வயிற்று வலியால் அவதிப்பட்டார் ரெஸ்டன். சீன மருத்துவமனையில் பணிபுரிந்த அக்குபங்சர் மருத்துவர் லீ சாங் யுவான் தனக்கு சிகிச்சை அளித்ததாகவும், தன்னுடைய வயிற்று வலி முற்றிலும் சரியாகி விட்டதாகவும் தெரிவித்துள்ளார் ஜேம்ஸ் ரெஸ்டன்.

ரெஸ்டனுடைய அக்குபங்சர் தொடர்பான கட்டுரைகள் நியூயார்க் டைம்ஸ் பத்திரிகையில் வெளியான பிறகுதான் அமெரிக்காவில் அக்குபங்சர் மருத்துவம் பற்றிய செய்திகள் பரவின. அமெரிக்க அக்குபங்சர் வரலாற்றில் ரெஸ்டன் மிக முக்கிய நபராகக் கருதப்படுகிறார்.

இவருடைய கட்டுரையில் அக்குபங்சர் சிகிச்சை பற்றி குறிப்பிடப்பட்டுள்ள வரிகள் முக்கியமானவை "அக்குபங்சர் மருத்துவர் முழங்கால் பகுதியில் மூன்று இடங்களில் ஊசியைச் செலுத்தி சிகிச்சை அளித்தார்" என்று குறிப்பிட்டுள்ளார் ரெஸ்டன்.

மூன்று புள்ளிகள் மூலமாக சிகிச்சை பெற்ற ரெஸ்டனின் கட்டுரைகள் வழியாக அக்குபங்சர் மருத்துவத்தைப் பற்றித் தெரிந்து கொண்ட அமெரிக்காவில் பின்பற்றப்படும் முறை மூன்று புள்ளி சிகிச்சை முறை அல்ல, பல புள்ளி சிகிச்சை முறை என்பதையும் நாம் கவனத்தில் கொள்ள வேண்டும்.

ஆக, பல ஊசி சிகிச்சை மிகப் பரவலாகப் பின்பற்றப்படும் இக்காலத்திலும் மிகக் குறைந்த ஊசிகளைக் கொண்டு சிகிச்சை அளிக்கப்படுவது உயர் நிலை சிகிச்சை என்று கருதும் புரிதல் இருந்து கொண்டிருக்கிறது.

யுனெஸ்கோ கடிதங்களின் வழியாகவும், ஜேம்ஸ் ரெஸ்டனின் கட்டுரை வழியாகவும் 1970 – 2010 காலங்களில் மிகக் குறைந்த புள்ளிகளில் அளிக்கப்படும் சிகிச்சை மீதான மனப்போக்கினை நாம் புரிந்து கொண்டால், சீனாவின் அக்குபங்சர் வரலாற்றில் ஒற்றைப் புள்ளி சிகிச்சை இருந்திருக்கும் எனும் முடிவிற்கு நாம் வர முடியும்.

சீன அரசால் 'மாஸ்டர் ஆஃப் அக்குபங்சர்' என்று பட்டம் பெற்றவர் டாக்டர். உ வேய் பிங். அவருடைய புகழ் பெற்ற வரிகளை டாக்டர் சகோதரர்கள் டாக்டர்.சித்திக் ஜமால் , டாக்டர். ஃபஸ்லுர் ரஹ்மான் ஆகியோர் குறிப்பிடுகின்றனர். "ஒரே ஒரு புள்ளியின் மூலம் பத்தாயிரத்திற்கு அதிகமான நோய்களைக் களைய முடியும்". டாக்டர் உ வேய் பிங்கின் இந்த வரிகளே அக்குபங்சர் மருத்துவத்தில் தங்கள் பயணத்திற்கான தூண்டுகோல் என்று குறிப்பிடுகின்றனர் டாக்டர் சகோதரர்கள்.

பேராசிரியர். டாக்டர்.ஜின் கே யூ எழுதிய "ஒரு ஊசி ஒரு சிகிச்சை" (2010) நூலும், டாக்டர். வெய் சீ யங் எழுதிய "ஒற்றைப் புள்ளி சிகிச்சை" (2018) நூலும், டாக்டர். லியூ ஜோ

மற்றும் சென் ஹுவா எழுதிய "ஒரு புள்ளி" நூலும் (2010) சமகாலத்தில் ஒரு புள்ளி சிகிச்சை முறை சீனாவில் இருப்பதை உறுதிப்படுத்துவதற்கான உதாரணங்களாகும்.

இப்போதும் சீனாவின் மரபு வழி அக்குபங்சர் மருத்துவர்கள் ஒற்றைப் புள்ளி சிகிச்சை முறையைப் பின்பற்றி வருவதை செய்திகள் வழியாக அறிந்து கொள்ள முடியும்.

அக்குபங்சர் சிகிச்சை முறை ஜப்பானில் பரவலாகப் பயன்படுத்தப்பட்டு வருகிறது. ஜப்பான் அக்குபங்சர் வரலாறு ஏழாம் நூற்றாண்டில் இருந்து துவங்குகிறது.

சீன புத்த மதத்துறவி சென் ஜென் ஜப்பானில் அக்குபங்சர் மருத்துவத்தைக் கற்றுத் தந்ததாக ஜப்பான் அக்குபங்சர் வரலாறு கூறுகிறது. சுமார் 1300 ஆண்டுகளுக்கு முன்பே ஜப்பானில் அக்குபங்சர் மிக மெதுவாகப் பரவத் துவங்கியிருக்கிறது. பாரம்பரிய அக்குபங்சர் சிகிச்சை முறைகளில் மிக உயந்த முறையாக டான்ஷி எனும் அக்குபங்சர் முறை குறிப்பிடப்படுகிறது.

டான்ஷி என்றால் ஜப்பான் மொழியில் உயர்ந்த முறை என்று பொருள். டான்ஷி முறையின் சிகிச்சை முறையே – ஒரு புள்ளியைத் தேர்வு செய்வதுதான். ஒரே ஒரு புள்ளியை சரியாகத் தேர்வு செய்து, சிகிச்சை அளிக்கும் போது உயிர்ச் சக்தியில் மாற்றத்தை உருவாக்குவதாக டாக்டர்.குய் குவாஹரா குறிப்பிடுகிறார்.

சீனாவின் சமீப கால நூல்கள், ஜப்பானில் பின்பற்றப்படும் டான்ஷி முறை இவற்றின் மூலம் ஒற்றைப் புள்ளி சிகிச்சை முறை சீனாவில் இருந்து ஜப்பானுக்கு சுமார் 1300 ஆண்டுகளுக்கு முன்பே பரவியிருக்கிறது என்பதை அறிந்து கொள்ளலாம். கட்டுரையின் முதல் பகுதியில் சீனாவில் ஒற்றைப் புள்ளி இருந்திருக்கலாம் என்ற முடிவினை, உறுதி செய்யும் ஆவணங்களாக சீன நூல்களும், ஜப்பானின் டான்ஷி முறையும் உள்ளன.

உடல் முழுவதும் அமைந்துள்ள அக்குபங்சர் புள்ளிகளின் எண்ணிக்கை 361. இதில் ஒரு புள்ளி சிகிச்சைக்கான புள்ளித் தேர்வு மூலகப்புள்ளிகள் (ஐம்பூதப்புள்ளிகள்) என அழைக்கப்படும் 65 புள்ளிகளில் இருந்துதான் அமையும். 65 மூலகப்புள்ளிகளில் எந்தப் புள்ளியில் சிகிச்சை அளிக்க

வேண்டும் என்பதை மரபு வழி நோயறிதல் முறைகளான கேட்டறிதல், பார்த்தறிதல், தொட்டறிதல் ஆகிய முறைகள் மூலம் துல்லியமாக அறியலாம். இம்முறைகளில் சிறப்பு வாய்ந்தது - நாடிப்பரிசோதனை முறையாகும்.

முதற்பகுதியில் கலையை கலையாகவே பயிற்றுவிக்கும் தொகுப்பு முறைப் பயிற்சி பற்றியும், கலையை அறிவியலாகக் கற்றுத்தரும் பகுப்பு முறைப் பயிற்சி பற்றியும் நாம் ஏற்கனவே பார்த்து விட்டோம். இப்போது கற்கும் முறை பற்றி சிறு அறிமுகம் செய்து கொள்ளலாம்.

கற்பித்தல் முறைகளில் இரண்டு அணுகுமுறைகள் உள்ளன. ஒன்று செயல்வழிக் கல்வி. இன்னொன்று - கருத்தியல் கல்வி.

முழுவதும் செய்முறைகளைப் பின்பற்றி, பயிற்சி செய்து, அதன் பிறகு சந்தேகம் நீங்கி கருத்தியல் எனப்படும் தியரியே இல்லாமல் கற்கும் முறைதான் செயல்வழிக் கல்வி. இம்முறைக்கு பெற்றோரிடம் சமையல் பழகுவதை உதாரணமாகச் சொல்லலாம். நாம் முதல் நாள் சமையல் அறைக்குச் சென்றதும் பயிற்றுநரான நம் அம்மா ஒவ்வொரு பொருளையும் அறிமுகம் செய்து அவற்றின் குணங்களை நமக்குக் கற்பிப்பதில்லை. "இது தான் சோடியம் குளோரைடு எனும் உப்பு. இது தண்ணீரில் கரையும். இவ்வளவு எடையுள்ள உணவுக்கு இத்தனை கிராம் உப்பைப் பயன்படுத்த வேண்டும்" என்பது போன்ற கருத்தியல் ரீதியான எந்தக் கற்பித்தலுமின்றி பயிற்சி துவங்கும். பல ஆண்டுகள் சமையல் உதவியாளராக நாம் உதவி செய்து வந்தால், சமையல் பொருட்கள் பற்றிய அறிவும், சமையல் செய்வது குறித்த அடிப்படைகளும் நமக்கே புரிந்து விடும். தேவைக்கேற்ப சந்தேகங்களைக் கேட்டு தெளிவு பெறலாம்.

பாடநூல்களோ, எழுதும் வேலையோ, தேர்வுகளோ அற்ற கல்வி இதுதான். கலைகளைக் கற்க இது மிகச் சிறந்த முறை. ஆனால், ஆண்டுக்கணக்கில் காலம் தேவைப்படும். இம்முறையில் சமையலின் கருத்தியல் - தியரி எங்காவது இருக்கிறதா? அது மனதில் இருக்கிறது. தியரி நேரடியாகக் கற்றுத் தரப்படவில்லை. செயல்முறையின் மூலமாக மனதில் தியரி உருவாகுமாறு கற்றுத்தரப்படுக்கிறது. இதுதான் செயல்முறைக் கல்வி. அக்காலத்தில் நடைமுறையில் இருந்த கல்வி முறை. இது செயல்முறையின் வழியாக தியரியை உருவாக்கும் தன்மை

கொண்டது. ஒவ்வொரு நபரின் கற்கும் திறனிற்கேற்ப காலம் மாறுபடும்.

கருத்தியல் கல்வி என்பது தியரியின் வழியாக செயல்முறைக்குச் செல்வது. முதலில் தியரியை தெளிவாகப் புரிந்து கொள்ளச் செய்வது. அதன் தொடர்ச்சியாக செயல்முறையில் பயிற்சி அளிப்பது. இன்றைய கல்லூரிக் கல்வி இப்படியானதுதான். கருத்தியல் கல்வியின் சிறப்பு என்னவென்றால், குறிப்பிட்ட கால அளவுக்குள் கல்வியை நிறைவு செய்து விட முடியும். இதிலுள்ள ஒரே ஒரு சிக்கல் செயல்முறையில் போதுமான பயிற்சியும், ஆர்வத்தோடு தியரியைக் கற்பதும் நடைபெறாவிட்டால் முற்றிலும் பயன்படாமல் போய்விடும். சரியான முறையில் ஆர்வத்தோடும், தேடலோடும் தியரியைக் கற்று, அதற்கேற்ற செயல்முறைப் பயிற்சியை மேற்கொண்டால் முழுமையாகக் கற்றுக் கொள்ளலாம்.

அக்குபங்சர் நாடிப்பரிசோதனையை நாம் இரண்டும் கலந்த முறையில் பயில இருக்கிறோம். முழுமையான செயல்வழிக் கல்வியோ அல்லது முழுமையான கருத்தியல் கல்வியாகவோ இல்லாமல் இரண்டையும் தேவையான விகிதத்தில் இணைத்து பயிலும் போது எளிமையாக உள்வாங்கிப் பின்பற்ற முடியும்.

நாடிப்பரிசோதனை குறித்த பகுதியைப் படிக்கும் போது, அங்கே கொடுக்கப்பட்டுள்ள செயல்முறைப் பயிற்சிகளை மேற்கொள்வது அவசியம். செயல்முறையைத் தொடர்ந்து அடுத்த பாடத்திற்குச் சென்று கருத்தியலைக் கற்கலாம். இப்படி கருத்தியல் - செயல்முறை - கருத்தியல் என்ற அடிப்படையில் கற்றால் நாடிப்பரிசோதனையை நூல் வழியாக சுயமாகவே கற்றுணரலாம்.

நாடிப்பரிசோதனையைச் சரியாக நாம் பின்பற்ற முடியுமானால், சிகிச்சை தேவைப்படும் ஒரு புள்ளியை எளிமையாகக் கண்டுபிடித்து விடலாம். உலகம் முழுவதும் உள்ள அக்குபங்சரிஸ்டுகள் ஒரு புள்ளியைத் தேர்வு செய்வதில் தேர்ந்தவர்களாக இல்லை. அவர்களுக்கு மிகக் கடினமாக இருக்கிறது. ஏனெனில், தெளிவான முறையில் நாடிப்பரிசோதனையையும், புள்ளித் தேர்வையும் எளிமையாக்கப்பட்ட முறையின் மூலம் கற்றுத்தரும் நபர்கள் அங்கெல்லாம் இல்லை.

இந்தியாவின் நாடிப் பரிசோதனையின் கதையைப் பார்க்கலாம்.

நாடியின் கதை

உலகம் முழுவதும் உள்ள மரபுவழி மருத்துவங்களில் நாடிப் பரிசோதனை செய்து சிகிச்சை அளிக்கும் முறை பல நூற்றாண்டுகளுக்கும் முன்பே இருந்து வந்திருக்கிறது. மரபு வழி மருத்துவங்கள் என்றாலே அவற்றின் அடையாளமாக நாடிப் பரிசோதனையே பிரதானமாக நிற்கிறது.

இந்திய மருத்துவ வரலாற்றில் சித்த மருத்துவமும், ஆயுர்வேதமும் நாடிப் பரிசோதனை முறையை அடிப்படையாகக் கொண்டவை. உடலிலுள்ள ஐம்பூதக் கலப்பின் சமச்சீரற்ற நிலையை அறிந்து கொள்ள இம்மருத்துவங்கள் நாடிப்பரிசோதனை முறையையே கையாண்டன. நாடியில் தேர்ந்த நபர்கள்தான் மருத்துவத்தின் நிபுணர்களாக கருதப்பட்டனர். ஒவ்வொரு மருத்துவத்தின் நாடிப்பரிசோதனை முறைக்கும் அடிப்படையிலேயே சில வேறுபாடுகள் உள்ளன. எந்த மருத்துவத்தைப் பின்பற்றுகிறோமோ, அம்மருத்துவத்தின் நாடிக் கோட்பாட்டினைப் பின்பற்றுவது அவசியம். அக்குபங்சரின் நாடிக் கோட்பாட்டினைப் பற்றி அடுத்த பகுதியில் பார்க்கலாம்.

அக்குபங்சர் சிகிச்சை, மூலிகை மருத்துவம், ஆங்கில மருத்துவம் என்ற கூட்டு மருத்துவமாகவே சீனாவிலிருந்து இந்தியாவிற்கு அறிமுகமானது அக்குபங்சர். இங்கு வந்த பிறகு ஆயுர்வேதம், யுனானி, சித்தா, யோகா, ஹோமியோபதி போன்ற பல மருத்துவங்களோடு கூட்டு மருத்துவமாகவும், துணை சிகிச்சையாகவுமே அக்குபங்சர் பின்பற்றப்பட்டு வந்தது. இந்தியாவிற்கு அக்குபங்சர் மருத்துவத்தை அறிமுகம் செய்த பி.கே.பாசு மற்றும் ஆண்டன் ஜெயசூரியா ஆகிய இருவருமே ஆங்கில மருத்துவர்கள் என்பதால் அவர்களும் அக்குபங்சர் மருத்துவத்தை துணை சிகிச்சை முறையாகவே கருதினார்கள். எனவே, இந்தியாவில் அக்குபங்சர் என்பது

வலி நீக்கும் சிகிச்சையாக மட்டுமே கருதப்பட்டது. 1980 களில் டாக்டர் சகோதரர்களின் வருகைக்குப் பிறகே அக்குபங்சரின் தனித்தன்மையான ஒரு புள்ளி சிகிச்சை முறை இங்கு அறிமுகமானது.

பல புள்ளி சிகிச்சை முறையாகவே டாக்டர் சகோதரர்களும் அக்குபங்சரைக் கற்றனர். பின்பு அதன் தத்துவங்கள் ஒரு புள்ளி சிகிச்சை குறித்து ஆழமான புரிதல் தருவதைப் பார்த்து, அதனை தீவிரமாக ஆய்வு செய்தனர். சீனாவில் இருந்து டாக்டர் உ வேய் பிங் எழுதிய *"சைனீஸ் அக்குபங்சர்"* என்ற நூல் உட்பட பல நூல்களைப் பெற்று அவற்றை வாசித்தும், தங்களுடைய தனிப்பட்ட சிந்தனையாலும் – செயல்முறைகளாலும் ஒரு புள்ளி சிகிச்சை குறித்து தெளிவைப் பெற்றனர். துவக்க காலத்தில் கேட்டறிதல் முறையின் மூலமே ஒரு புள்ளியைத் தேர்வு செய்து சிகிச்சை அளித்து வந்த டாக்டர் சகோதரர்கள், நாடிப்பரிசோதனை குறித்த தேடலைத் துவங்கினார்கள்.

சீனாவில் பின்பற்றப்பட்டு வந்த பல வகையான நாடிப்பரிசோதனை முறைகளில் குழப்பம் குறைந்த இரண்டு முறைகளைத் தேர்வு செய்தனர். அவற்றை அக்குபங்சர் தத்துவங்கள் அடிப்படையில் ஒழுங்கு செய்து, குழப்பங்களை நீக்கி, தங்களுடைய ஒன்றரை லட்சம் நோயாளிகள் மூலம் பரிசோதித்து உறுதி செய்தனர். டாக்டர் சித்திக் ஜமால் மூலக நாடிப் பரிசோதனையையும் (Superficial and deep pulse), டாக்டர் ஃபஸ்லுர் ரஹ்மான் அடுக்கு நாடிப் பரிசோதனையையும் (Layer pulse) மேற்கொண்டு தங்கள் 15 ஆண்டு அக்குபங்சர் அனுபவத்தின் வாயிலாகப் புரிந்து கொண்டு கற்றுத் தந்தனர். சிகிச்சைக்கான ஒரு புள்ளியைத் தேர்வு செய்வதில் இரு நாடிப் பரிசோதனை முறைகளும் பேருதவி புரிந்தன. டாக்டர் சகோதரர்களின் மாணவர்களுக்கு நாடிப் பரிசோதனை முறைகளை கற்றுத் தந்தனர்.

டாக்டர் ஹீமேஸ்வரி அவர்கள் மூலக நாடிப் பரிசோதனையை டாக்டர் சகோதரர்களிடம் பயின்று, தன் அக்குபங்சர் பணியைத் துவங்கினார். தமிழ்நாடு அரசின் இயற்கை மருத்துவக் கல்லூரியில் மருத்துவப் பேராசிரியாக பணிபுரிந்து கொண்டே, அங்குள்ள மாணவர்களுக்கு பயிற்சியையும், பொதுமக்களுக்கு சிகிச்சையையும் அக்குபங்சர் மூலம் வழங்கி வந்தார். டாக்டர்

சகோதரர்களுக்குப் பிறகு நாடிப்பரிசோதனையில் ஆழ்ந்த புரிதல் பெற்றிருந்தது இவரே.

தொடர்ந்து, டாக்டர் சகோதரர்களால் ஈர்க்கப்பட்டு அக்குபங்சர் பயின்ற அக்கு ஹீலர் போஸ் முகமது மீரா ஒரு புள்ளி சிகிச்சைக்கான வழிமுறைகளைத் தேடிப் பயின்றார். 1999 ஆம் ஆண்டில் டாக்டர் சகோதரர்கள் அக்குபங்சர் கற்பிப்பதை நிறுத்தி விட்ட நிலையில், நாடிப்பரிசோதனை முறையை டாக்டர் ஹீமேஸ்வரி அவர்கள் மூலம் கற்றார் அக்கு ஹீலர் போஸ்.

உடலிலுள்ள மூலகங்களின் நிலையை எளிமையாக அறிந்து கொள்ளும் வகையில் நாடிப் பரிசோதனை இருந்தது. ஆனால், சமநிலை குலைந்த மூலகங்களில் இருந்து ஒரு புள்ளிக்கு வந்து சேர்வதில் பலவகையான குழப்பங்கள் இருந்தன. ஐம்பூதத் தத்துவத்தின் அடிப்படையில் புள்ளித்தேர்வு முறையை எளிமைப்படுத்தியது – அக்கு ஹீலர் போஸ் அவர்களின் பங்களிப்பு ஆகும்.

இப்போது நாம் கற்க இருக்கும் மூலக நாடிப் பரிசோதனை முறை சீனாவிலும் பின்பற்றப்படுகிறது. ஆனால், அதில் பல குழப்பங்கள் உள்ளன. எல்லா குழப்பங்களையும் நீக்கி, மறுசீரமைப்புச் செய்து தந்தவர்கள் டாக்டர் சகோதரர்கள். அதனைப் பின்பற்றி எளிமையாகக் கற்றுத் தந்தவர் டாக்டர் ஹீமேஸ்வரி அவர்கள். புள்ளித் தேர்வில் உள்ள குழப்பங்களைப் போக்கி, தத்துவ அடிப்படையில் ஒரு புள்ளித் தேர்வை எளிமைப் படுத்தியவர் அக்கு ஹீலர் போஸ் அவர்கள். எளிமையாகவும், முழுமையாகவும் உள்ள மூலக நாடிப் பரிசோதனையை இப்போது நாம் கற்கத் துவங்கலாம்.

நாடிப்பரிசோதனையை நாம் முழுமையாக அறிந்து கொள்வதற்கு அக்குபங்சரின் சில அடிப்படைப் பாடங்கள் அவசியம். அவற்றை பிற நூல்களின் வழியாக விரிவாக அறிந்து கொள்ளுங்கள்.

ஐம்பூதங்களின் பெயர்களை மட்டும் நாம் நினைவுப் படுத்திக் கொண்டு, நாடிப் பரிசோதனை பாடத்தைத் துவங்கலாம்.

நெருப்பு, நிலம், காற்று, நீர், மரம் – இவைகள் தான் அக்குபங்சர் கூறும் ஐம்பூதங்கள். இந்த ஐம்பூதங்களின் நிலையைத்தான் நாம் நாடிப்பரிசோதனையின் மூலம் அறியப் போகிறோம். எந்தெந்த மூலகங்கள் சமநிலை

குலைந்திருக்கின்றன என்று அறிந்த பிறகு, ஐம்பூத தத்துவத்தின் சுற்றுகள் மூலம் ஒரு புள்ளியைத் தேர்வு செய்ய வேண்டும். அதன் பிறகு அப்புள்ளியில் சிகிச்சை அளிக்க வேண்டும்.

அக்குபங்சர் சிகிச்சை என்பது மூன்று நிலைகளைக் கொண்டது.

1. நோயறிதல்
2. புள்ளித் தேர்வு
3. சிகிச்சை

இம்மூன்று விஷயங்களிலும் தெளிவு பெற்றால் மட்டுமே சரியான சிகிச்சையை வழங்க முடியும். இவற்றோடு சேர்ந்து மரபுவழி அறிவியல் எனப்படும் உடலியலைப் புரிந்து கொள்வதும் அவசியம். நோய்களைப் பற்றிய அச்சமின்றி நோயறிதலை மேற்கொள்ள ஒருங்கிணைந்த உடலியலும், கழிவு நீக்கத் தத்துவமும் படிக்க வேண்டும். புள்ளித் தேர்வில் சிறந்து விளங்க ஐம்பூதச் சுற்றுகளில் புரிதலைப் பெற வேண்டும். சிகிச்சை அளிக்க 65 மூலகப் புள்ளிகளின் அமைவிடங்களை சந்தேகமில்லாமல் தெரிந்து கொள்ள வேண்டும்.

இனி, நாம் நாடிப்பரிசோதனை குறித்துப் பார்க்கலாம்.

நாடியை நாடி

மரபு வழி மருத்துவங்கள் ஒவ்வொன்றுக்கும் ஒவ்வொரு விதமான பரிசோதனை முறைகள் இருக்கின்றன. மருத்துவம் கூறும் தத்துவம் பிறழாமல் அதனைப் பின்பற்றினால் முழுமையான பலன்களைப் பெற முடியும். நாம் படிக்கப் போவது அக்குபங்சர் நாடிப் பரிசோதனை என்பதால், சித்த, ஆயுர்வேத மருத்துவங்களின் பார்வையைக் கொண்டு இதில் குழம்பிக் கொள்ள வேண்டியதில்லை.

ஒரு மருத்துவ முறையின் ஆணி வேரே – நோயறிதல் முறைகள்தான். அவற்றில் குழப்பம் ஏற்பட்டு விட்டால், எவ்வளவு எளிமையான சிகிச்சை முறைகள் இருந்தாலும் அம்மருத்துவ முறை படிப்படியாக அழிந்து போகும். ஒவ்வொரு மருத்துவ முறையும் இரண்டு பகுதிகளால் ஆனது. ஒன்று – நோயறிதல் இரண்டு – சிகிச்சை.

உதாரணமாக, சித்த மருத்துவத்தின் சிகிச்சை என்பது சூரணம், லேகியம், ஒத்தடம், மூலிகை மருந்துகள் கொடுப்பது. அதன் நோயறிதல் முறை கேட்டறிதலும், நாடிப்பரிசோதனையும். இந்த நோயறிதல் முறைகளின் மூலம் வாதம், பித்தம், சிலேத்துமம் என்ற முக்கூறுகளின் நிலையை அறிவார்கள். நோய் என்னவாக இருந்தாலும், சித்த மருத்துவர்களின் சிகிச்சை முக்கூறுகளை சமநிலைப் படுத்துவதாகவே இருக்கும். ஒருவர் வயிற்று வலி என்று சிகிச்சைக்கு வந்தால், வயிற்று வலிக்கு என்று நேரடியான மருந்துகளை மரபு வழி சித்த மருத்துவம் பரிந்துரைப்பதில்லை. அவருடைய உடலின் ஐம்பூத சமநிலையை வாதம், பித்தம், சிலேத்துமம் வழியாக அறிந்து கொண்டு, அதனைச் சீர் படுத்தும் மருந்துகளைக் கொடுப்பார்கள். ஐம்பூதங்கள் சீராகி விட்டால் வயிற்று வலியும் சரியாகி விடும். இதுதான் மரபு வழி மருத்துவங்களின் அணுகுமுறை.

உடலில் வெளிப்படும் தொந்தரவுகள் என்பவை வெறும் விளைவுகளே. அவற்றுக்கு சிகிச்சை அளிக்க வேண்டியதில்லை. தொந்தரவுகளின் மூல காரணமான ஐம்பூத சீர்குலைவை ஒழுங்கு செய்யும் சிகிச்சை கொடுத்தால், விளைவுகள் தானே மறைந்து விடும். இதுதான் சித்த மருத்துவம், ஆயுர்வேதம், யுனானி போன்ற மருத்துவங்களின் தத்துவ அணுகுமுறை. இதே போன்றதுதான் அக்குபங்சரின் அணுகுமுறையும்.

ஒவ்வொரு மருத்துவத்துக்கும் தனித்தனியான நோயறிதல் முறைகளும், சிகிச்சை முறைகளும் இருக்கின்றன என்று ஏற்கனவே பார்த்தோம். சித்த மருத்துவத்தில் தனி நாடிப்பரிசோதனை இருப்பதைப் போலவே, ஆயுர்வேதத்திற்கும் தனியான நாடிப் பரிசோதனை முறை இருக்கிறது. வாதம், பித்தம், கபம் மூன்றையும் ஆயுர்வேத நாடிக் கோட்பாட்டின் அடிப்படையில் பரிசோதித்து, ஆசவம் அரிஷ்டம், தைலம் உள்ளிட்ட சிகிச்சை முறைகளின் மூலம் ஐம்பூத சமநிலைக்கு உதவுவார்கள். அதே போல, யுனானியில் ஐம் பூத சமநிலையை அறிய நான்கு கூறுகளை நாடிபரிசோதனை மூலம் அறிவார்கள். யுனானியின் மருந்துகள் மூலம் சிகிச்சை அளிப்பார்கள்.

ஆங்கில மருத்துவக்கும் தனியான நோயறிதல் முறைகள் உள்ளன. சிகிச்சை முறைகளும் உள்ளன. ஆனால், அவை எந்த தத்துவப் பின்புலமும் இல்லாதவை. உடலில் தோன்றும் தொந்தரவை நோயாகக் கருதி, அவற்றை மறைக்கவோ, நீக்கவோ செய்யும் ரசாயன மருந்துகளைக் கொண்டு சிகிச்சை அளிப்பது ஆங்கில மருத்துவம். நோயறிய ஸ்டெதஸ்கோப் முதல் ரத்தப் பரிசோதனை, ஸ்கேன் வரை பயன்படுத்தப்படுகிறது. மாத்திரைகள், ஊசிகள், அறுவை சிகிச்சை என்று மருத்துவம் செய்யும் முறைகள் தனியாக இருக்கின்றன.

ஒவ்வொரு மருத்துவத்துக்கும் தனித்தனியான நோயறிதல் முறைகளும், சிகிச்சை முறைகளும் இருக்கின்றன என்பதை நினைவில் கொள்ள வேண்டும். பொதுவாக மருத்துவம் என்றவுடன் நமக்கு வெளிப்படையாகத் தெரிவது சிகிச்சை முறைகள் மட்டும்தான். ஆனால், ஒரு மருத்துவத்தின் ஆணி வேர் நோயறிதல் முறைகள்தான். ஒரு மருத்துவத்தின் நோயறிதல் முறைகள் அழிந்து விடுமானால், சிகிச்சை முறைகளைத் தனியாக வைத்துக் கொண்டு ஒன்றும் செய்ய முடியாது. இதனை இப்படியும் புரிந்து கொள்ளலாம்... ஒரு மருத்துவத்தை

அழிக்க வேண்டுமானால், சிகிச்சை முறைகளை ஒன்றும் செய்ய வேண்டியதில்லை. அதன் நோயறிதல் முறைகளை அழித்து விட்டால் போதும், முழு மருத்துவமும் தானாகவே அழிந்து விடும். ஒரு மருத்துவத்தின் சிகிச்சை முறைகளை அழித்தால் அது வெளிப்படையாகத் தெரிந்து விடும். இது மரத்தின் கிளைகளை வெட்டுவதைப் போல. ஆனால், நோயறிதல் முறைகளை அழித்து விட்டால், ஆணி வேரையே அழிப்பதாகும். கிளைகள் அப்படியே இருக்கும். ஆனால், ஆணி வேரற்ற மரம் தானே காய்ந்து, உதிர்ந்து, அழிந்து போகும்.

இந்தியாவின் மரபுவழி மருத்துவங்கள் இப்படித்தான் ஆணி வேரை இழந்து நிற்கின்றன. மருத்துவக் கல்வி நவீன மயப் படுத்தப்பட்ட போது, ஆங்கில மருத்துவத்தின் நோயறிதல் முறைகள் இந்திய மருத்துவங்களில் திணிக்கப்பட்டன. படிப்படியான மரபு வழி நோயறிதல் முறைகள் கைவிடப்பட்டன. இப்போது, சித்த மருத்துவப் பாடத்திட்டத்தில் நாடிப்பரிசோதனை முறை முழுமையாகக் கற்றுத்தரப்படுவதில்லை. நவீன நோயறிதல் முறைகள் என்ற பெயரில் ஆங்கில மருத்துவத்தின் ஆய்வுக்கூடப் பரிசோதனைகள் கற்றுத்தரப் படுகின்றன. இந்த பரிசோதனை முடிவுகளை வைத்து ஐம் பூத சமநிலையை அறிய முடியுமா . .? அப்படி மூலகங்களின் நிலையை அறியாமல் நோய்க்குறிகளுக்கு மருந்து கொடுப்பது முழுமையான சித்த மருத்துவமாக இருக்க முடியுமா? அதனால்தான் இன்றைய மரபுவழி மருத்துவங்கள் சிகிச்சை முறையில் திணறுகின்றன. ஆங்கில மருத்துவத்தின் நோயறிதல் முறைகளைக் கொண்டு, மரபு வழி சிகிச்சைகளை அளிக்க முயன்றால் இந்த நிலைதான் ஏற்படும். எனவே, மருத்துவத்தின் தனித்தன்மையான நோயறிதல் முறையின் வழியாக ஐம்பூத நிலையை அறிந்து, சிகிச்சை அளிப்பதுதான் அடிப்படையானது.

நாம் பயிலப் போகும் நாடிப்பரிசோதனை அக்குபங்சர் மருத்துவத்துடைய தனித்தன்மையான நோயறிதல் முறை என்பதை நினைவில் கொண்டு படிக்க வேண்டும்.

நாடிப்பரிசோதனையை எவ்வாறு செய்ய வேண்டும் என்றி அறிந்து கொள்வதற்கு முன்னால் சில அவசியமான விஷயங்களை மனதில் நிறுத்த வேண்டும்.

அக்குபங்சர் நாடிப்பரிசோதனை என்பது சித்த, ஆயுர்வேத, யுனானி நாடிப்பரிசோதனைகளில் இருந்து வேறுபட்டது. சித்த மருத்துவத்தில் நாடி பார்த்து அதன் நிலையை வைத்து உடலின் தொந்தரவுகளைப் பட்டியலிடுவார்கள். இன்னும் சில மருத்துவர்கள் உள்ளுறுப்புகளின் நிலையைக் கூட சொல்லி விடுவார்கள். கர்ப்பமாக இருப்பதையும், இறப்பின் நேரத்தையும் கூட சொல்லி விடும் மேதைகள் முன்பு இருந்திருக்கின்றனர். இவ்வகை நாடிப்பரிசோதனை முறைகளைக் கற்க பல ஆண்டுகள் ஆகும். நோய் – உடல் – நாடி என்ற அடிப்படையில் அதன் பாடங்கள் அமைந்திருக்கும்.

அக்குபங்சர் நாடிப் பரிசோதனை உடல் தொந்தரவுகளையோ, உள்ளுறுப்புகளின் நேரடி நிலையையோ அறிந்து கொள்ளும் முறையில்லை. நாம் நாடி பார்ப்பதன் மூலமாக ஐந்து மூலகங்களில் எந்தெந்த மூலகங்கள் சமநிலை குலைந்துள்ளது என்பதை நேரடியாக அறிந்து கொள்ளலாம். அக்குபங்சர் நாடிப்பரிசோதனையைக் கொண்டு, எந்த மூலகங்களுக்கு ஆற்றல் தேவைப்படுகிறது என்பதைத்தான் நாம் கண்டுபிடிக்கப் போகிறோம். என்னன்ன நோய்கள் இருக்கின்றன என்பதை அல்ல. இதனை முதலில் மனதில் கொள்ள வேண்டும். ஏனெனில், திரைப்படங்கள் மூலமும், நாம் கேள்விப்பட்ட கதைகள் மூலமும் நாடிப்பரிசோதனைகள் குறித்த பலவிதமான கற்பனைகள் நமக்கு இருக்கக்கூடும். அவற்றை கைவிட்டு விட்டு, அக்குபங்சர் நாடிப் பரிசோதனையின் நோக்கத்தை நாம் முழுமையாக விளங்கிக் கொள்ள வேண்டும்.

“நாடிப்பரிசோதனை” என்றவுடன் நம் மனதில் வந்து குவியும் நூற்றுக்கணக்கான கற்பனைகளை ஓரம் கட்டிவிட வேண்டும். ஏனெனில், நாடி பார்த்தல் என்பது மனதின் நாடுதலில் இருந்துதானே துவங்குகிறது? எனவே, நாடி பார்ப்பதைத் தவிர உள்ள எல்லா சிந்தனைகளையும் கைவிட்டு, கவனத்தோடு நாடி பார்ப்பதை மட்டுமே செய்ய முயலுங்கள்.

ஏற்கனவே அக்குபங்சர் தெரிந்த நபர்களுக்கு இன்னொரு குறிப்பு. நீங்கள் கேட்டறிதல் அல்லது பார்த்தறிதல் முறைகளில் ஐம்பூதச் சமநிலைக் குலைவை அறியும் நுட்பத்தைப் பெற்றிருப்பீர்கள். ஒரு நோயாளியைப் பார்த்ததும் அல்லது அவரிடம் பேசி அறிகுறிகளை அறியும் போதும் அவருக்கு என்ன மூலகக் குறைபாடு இருக்கலாம்? என்று உங்கள்

மனது யோசிக்கும். நாடி பார்க்கும் போது இவ்விதமான யோசனைகளை ஒதுக்கி வையுங்கள். ஏனெனில், உடலில் வெளிப்படும் அறிகுறிகளின் வழியாக மூலகத்தைக் கண்டுபிடிக்கும் கேட்டறிதல் முறையையும், உடலின் ஐம்பூத மையத்தில் இருந்து மூலகச் சமநிலைக் குலைவை அறிய முயலும் நாடிப்பரிசோதனை முறைக்கும் நுட்பமான சில வேறுபாடுகள் இருக்கின்றன. எனவே, நாடி பார்ப்பதைத் தவிர இப்போது உங்கள் கவனம் எதிலும் சிதற வேண்டாம்.

புதிய விஷயம் ஒன்றினை நாம் கற்கத் துவங்கும் போது, இயல்பாகவே மனம் ஆர்வத்தால் அலைக்கழியும். இன்னும் சிலருக்கு தன்னால் கற்க இயலுமா? என்ற கேள்வி எழும். இவற்றையும் ஒருபுறம் ஒதுக்கி வைத்து விட்டு, நாடி பார்ப்பதில் மட்டும் கவனம் செலுத்துங்கள். சிலருக்கு முதல் நபருக்கு நாடி பார்க்கும் போதே முழுவதும் புரிந்து விடும். இன்னும் சிலருக்கு சில கைகளைப் பார்த்த பிறகுதான் புரிதல் முழுமையடையும். ஆனால், கற்க வேண்டும் என்ற ஆர்வமுள்ள யாருக்கும் புரியாமல் போகாது. முதலில் பார்க்கும் போது சின்னச் சின்ன சந்தேகங்கள் வந்தாலும் அதற்காக கவலை அடைய வேண்டாம். "செந்தமிழும் நாப்பழக்கம்" என்று சொல்வது போல, நூறு நபர்களுக்கு நாடி பார்த்து பயிற்சி எடுத்தால் நிச்சயமாக எல்லாராலும் நாடி பார்க்க இயலும். எனவே, எவ்விதக் குழப்பமும் இன்றி முயற்சி செய்யுங்கள்.

மனநிலை என்பது நாடிபார்ப்பதில் முக்கியப் பங்கு வகிக்கிறது. எனவேதான் இவ்வளவு அறிவுரைகள்.

சரி... நாம் அடுத்த விஷயத்திற்கு நகரலாம். நாடித் துடிப்பு எங்கிருந்து வருகிறது?

பெரும்பாலானவர்கள் உடனடியாகச் சொல்லி விடுவார்கள் "இதயத்தில் இருந்துதான் வருகிறது." இது ஒருவகையில் சரியான விடை என்றாலும் கூட, முழுமையான உண்மை இல்லை. எப்படி?

இதயம் முதன் முதலில் எப்போது துடிக்கத் துவங்கியிருக்கும்? நாம் தாயின் கருவறையில் சின்னஞ் சிறு கருவாக இருக்கும் போதே தன் துடிப்பைத் துவங்கியிருக்கும். கருவில் இருக்கும் சிசுவுக்கு இதயம் எப்போது வளர்ச்சியடைகிறது?

இது கொஞ்சம் யோசிக்க வேண்டிய விஷயம். ஒரு ரத்தத் துளி போல உருவாகும் கரு, கர்ப்பப்பையில் உருவாவதில்லை. கருக்குழாய் எனப்படும் ஃபெலோப்பியன் டியூபில்தான் கருக்கூடுகிறது. கருவணு உருவாகி தோராயமாக மூன்றாவது வாரத்தில்தான் கரு கர்ப்பப்பையை அடைகிறது. இப்படி கர்ப்பப்பையை நோக்கி கருவணு நகரும் போதே தன்னைச் சுற்றி கருக்குடை எனும் பிளசெண்டாவை உருவாக்கிக் கொள்கிறது. கர்ப்பப் பையின் ஒரு இடத்தில் ஒட்டிக் கொண்டு, பின்பு தொப்புள் கொடியை உருவாக்கிக் கொண்டு, கருக்குடையோடு இணைக்கிறது. சராசரியாக நான்காவது வாரத்தில் தான் இதயம், ரத்தக்குழாய், ரத்தம் போன்றவை கருவாக இருக்கும் சிசுவிற்குள் உருவாக ஆரம்பிக்கின்றன. இப்படி ரத்தம் உருவாகும் நிலையை மரபுவழி மருத்துவங்கள் ரத்த நிலை என்று அழைக்கின்றன. இதற்கு முந்தைய நிலை ரச நிலை என்று அழைக்கப்படுகிறது.

ரச நிலையும், ரத்த நிலையும் கடந்த பிறகுதான் இதயம் வேகமாக வளர ஆரம்பிக்கிறது. வளர்ந்து முடியும் போது சில மாதங்கள் ஆகிவிடும். சராசரியாக நான்காவது மாதத்தில் இதயம் முழுமையடைகிறது.

இதயத் துடிப்பு எப்போது வெளிப்படும்? இதயம் உருவான பிறகுதானே? ஆனால், இங்கு ஒரு அற்புதம் நிகழ்கிறது. இதயம் உருவாவதற்கு பல வாரங்களுக்கும் முன்பே கருவணுவிலேயே துடிப்பு இருக்கிறது. கருவுற்றிருக்கும் பெண்ணிற்கு நாற்பது நாட்களுக்குப் பிறகு ஸ்கேன் செய்து பார்த்தால் இந்த உயிர்த்துடிப்பை கருவியால் உணர முடியும். சில ஆங்கில மருத்துவர்கள் "துடிப்பு நன்றாக இருக்கிறது" என்றும், சிலர் "துடிப்பு குறைவாக இருக்கிறது" என்றும் சொல்லக் கேள்விப்பட்டிருப்போம். இது இதயத்துடிப்பு அல்ல. இதயமே இல்லாமல் எப்படி இதயத் துடிப்பு இருக்க முடியும்? இது உயிர்த் துடிப்பு.

இந்த உயிர்த்துடிப்புதான் இதயம் உருவான பின்னால், இதயத்தின் மையத்தில் இருந்து துடிப்பை வெளிப்படுத்துகிறது. இதயம் சுருங்கி விரியும் ரத்த ஓட்டத்தின் ஒலியும், உயிர்த்துடிப்பும் ஒருங்கிணைந்த துடிப்பைத்தான் நாம் பிற்காலத்தில் இதயத்துடிப்பு என்று அழைக்கிறோம். ஆக, உயிர்த்துடிப்பு கரு உருவான முதல் நாளிலேயே உருவாகி விடுகிறது. அதனை கருவி உணர்வதற்குத்தான் நாற்பது

நாட்கள் தேவை. உயிர்த்துடிப்புதான் இதயத்தின் வழியாக வெளிப்படுகிறது. எனவே, நாம் இதயத்துடிப்பு என்று சொல்ல வேண்டியதில்லை. உயிர்த்துடிப்பு என்றே சொல்லலாம்.

இந்த உயிர்த்துடிப்பின் வழியாகத்தான் உடலிலுள்ள ஐம் பூதங்களின் நிலையை நாம் அறிந்து கொள்ளப் போகிறோம். நாடி பார்ப்பதன் மூலம் இன்னொரு நபரின் உயிர்த்துடிப்போடு நாம் உரையாடப் போகிறோம் என்ற ஒரு ஆழமான உணர்வு நம்மிடம் இருக்க வேண்டும். அதுதான் நமது கவனத்தை அங்கு குவிக்க உதவும்.

நாடி பார்ப்பதில் இன்னொரு அடிப்படை விதி நமக்கு நாமே பார்க்கக் கூடாது என்பது. நம்முடைய நாடியை நாமே பார்க்க முயன்றால் குழப்பமே மிஞ்சும். ஏனெனில், நமது உடல் குறித்தும், பழக்க வழக்கங்கள், தொந்தரவுகள் போன்ற பல விஷயங்கள் நமது மனதில் ஏற்கனவே இருக்கும். அதிலிருந்து சில மூலகங்களின் நினைவு நமக்கு வந்துபோகும். சுயமாக நாடியைப் பார்க்கும் போது நாம் நினைத்துக் கொண்டிருக்கும் மூலகங்களையே பார்ப்பது போன்ற கற்பனை உருவாகி விடும். எனவே, நாடி பார்க்கத் துவங்கிய பிறகு, உங்கள் கைகளை நீங்களே தொட்டுப் பார்ப்பதை முற்றிலுமாக தவிர்த்து விடுங்கள். உங்கள் உடல் நிலையை உங்களாலேயே பார்க்க முடியாது. ஆனால், பிறரின் உடல்நிலையை நம்மால் பார்க்க முடியும். நம்மிடம் உரையாடாத நம் உயிர்த்துடிப்பு, நம் கையைப் பிடித்து நாடி பார்ப்பவரிடம் உரையாடுகிறது. நாடியின் முக்கியத்துவம் உணர்ந்து, அகப் பிணைப்போடு பார்க்க வேண்டும்.

நாடி குறித்த முன்முடிவுகளும், கற்பனைகளும் இல்லாமல் – நோயாளியின் உடல்நிலை குறித்த முன்முடிவுகள் இல்லாமல் – இதயத்தின் வழியாக வெளிப்படும் உயிர்த்துடிப்பை – நோயாளியால் உணர முடியாத அவர் உடல் ரகசியத்தை நம்மிடம் சொல்லப் போகும் நாடிப் பரிசோதனையை – கவனத்தோடு பார்க்க முயலுங்கள்.

நாடி இருக்குமிடம் தேடி

நமது உயிர்த்துடிப்பு உடலின் பதினெட்டு பகுதிகளில் வெளிப்படுவதாக பழம்பெரும் மருத்துவ நூல்கள் கூறுகின்றன. கையின் மணிக்கட்டுப் பகுதி, காலின் முழங்கால் பகுதி இந்த இரு பகுதிகளிலும் தெளிவான நாடியை அறிய முடியும். அதிலும், உலகின் எல்லா மரபுவழி மருத்துவங்களும் கைகளின் மணிக்கட்டுப் பகுதியில் நாடி பார்ப்பதையே வலியுறுத்துகின்றன. ஏனெனில், அங்கு துல்லியமாக, எவ்வித குழப்பமுமின்றி நாடித் துடிப்பை அறிய முடியும். நாமும் கைகளின் மணிக்கட்டுப் பகுதியில்தான் அக்குபங்சர் நாடிப்பரிசோதனையை மேற்கொள்ளப்போகிறோம்.

நாடி பார்ப்பதற்கு முன் இருக்கை நிலை முக்கியமானது. நாம் பயிற்சியில் இருக்கும் போது இருக்கை நிலையில் பயிற்சி பெற்றால் எளிமையாகப் புரிந்து கொள்ள முடியும். நாடி பார்ப்பது முழுமையாகக் கைவந்த பிறகு, எந்த நிலையில் இருந்தும் நம்மால் நாடி பார்க்க முடியும்.

நாடி பார்ப்பதற்காக நம்மிடம் கை நீட்டுபவரை நோயாளி என்ற பெயரால் அழைத்து வருகிறோம். நோயோடு தொடர்பு படுத்தி அழைக்கும் அந்த சொல்லிற்குப் பதிலாக "ஹீலி" என்ற ஆங்கிலச் சொல்லைப் பயன்படுத்தலாம். ஹீலி என்ற சொல்லிற்கு குணமாகிக் கொண்டிருப்பவர் என்று பொருள்.

ஹீலியை ஒரு இருக்கையில் வசதியாக, இயல்பாக அமரச் செய்ய வேண்டும். அவருக்கு முன்பாக நாம் ஒரு நாற்காலியில் அமர்ந்தவாறோ அல்லது நின்றவாறோ நாடி பார்க்கலாம். நின்று கொண்டு பார்ப்பது பயிற்சி காலத்தில் எளிமையாக இருக்கும். நம்முடைய இடது கையால் அவருடைய வலது கையை முதலில் பிடித்துக் கொள்ள வேண்டும். நம்முடைய இடது கையின் கட்டை விரல் ஹீலியின் உள்ளங்கை மையத்தில்

அழுத்திப் பிடித்துக் கொண்டும். மற்ற நான்கு விரல்கள் ஹீலியின் புறங்கையை தாங்கிய நிலையிலும் இருக்க வேண்டும். இந்த நிலையில்தான் ஹீலியால் இலகுவாக இருக்க முடியும்.

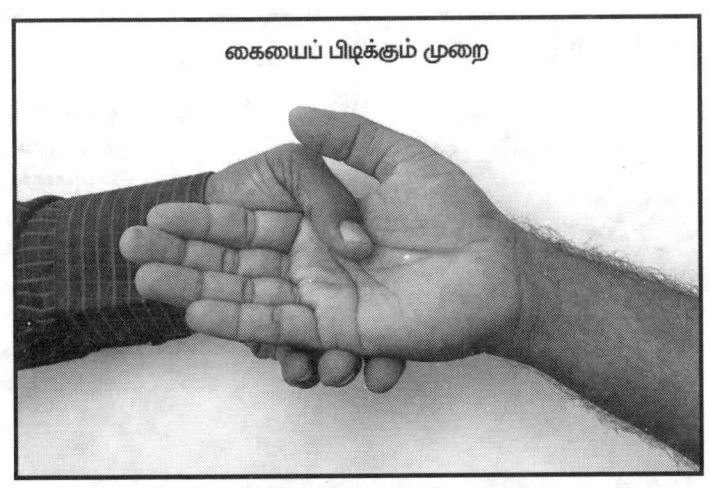

கையைப் பிடிக்கும் முறை

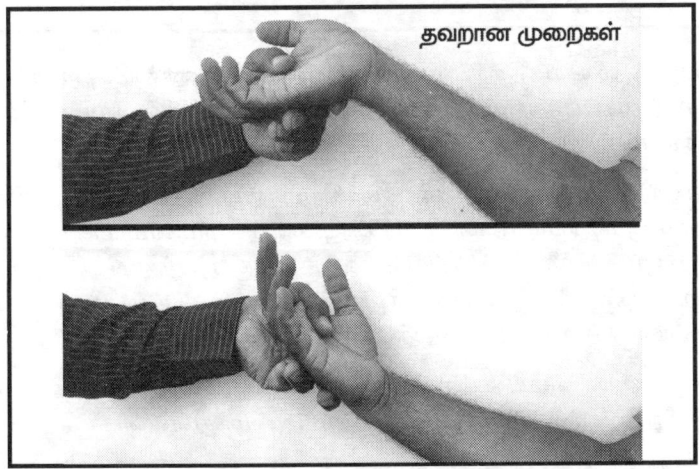

தவறான முறைகள்

தொடர்ந்து, நம்முடைய வலது கையால் நாடி பார்க்க வேண்டும். ஹீலியின் வலது கை நம்முடைய இடது கையில் தாங்கப்பட்ட நிலையில், நம்முடைய வலது கை நாடியை உணரத் தயாராக இருக்கிறது.

இப்படி ஹீலியின் கையை நாம் வாங்கும் விதத்திலேயே பழகப் பழக ஒரு நளினம் வந்து விடும். இயல்பாக வெளிப்படும் நளினம் ஹீலிக்கு நம்பிக்கை தரும் செயலாக மாறிப்போகும். எனவே, தொடர்ந்து நாடி பார்த்து பயிற்சி எடுப்பது அவசியம்.

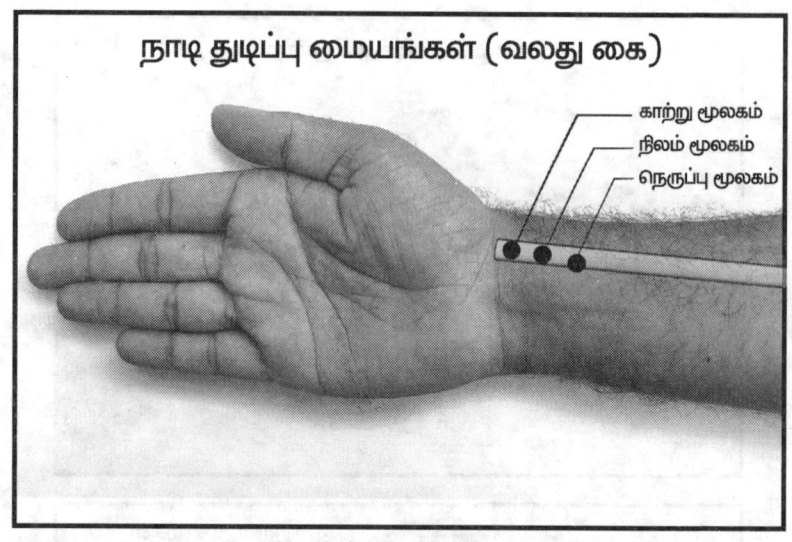

நாடி துடிப்பு மையங்கள் (வலது கை)

அடுத்த விஷயத்திற்கு வரலாம். ஹீலியின் மணிக்கட்டில் எங்கு நாடித்துடிப்பு அமைந்துள்ளது? நாம் எந்த விரலில் நாடி பார்க்க வேண்டும்?

நாடியின் அமைவிடம் மிக முக்கியமானது. சரியான இடத்தில் பார்க்கும் போதுதான் நாடித்துடிப்பை முழுமையாக உணர முடியும். நாம் பார்க்கப் போவது அக்குபங்சர் மூலக நாடிப் பரிசோதனை. இரு கைகளிலும் அமைந்திருக்கும் ஆறு நாடி மையங்களில் துடிப்பை பரிசோதிக்க வேண்டும்.

ஆறு நாடி மையங்கள் வலது கையில் மூன்று இடத்திலும், இடது கையில் மூன்று இடத்திலும் அமைந்துள்ளன.

கையில் அமைந்துள்ள மணிக்கட்டு ரேகையின் அருகில், கட்டை விரல் மணிக்கட்டோடு இணையும் இடத்தில் நாடி துவங்குகிறது. ரேகையை ஒட்டி நம் ஆட்காட்டி விரலால் அழுத்தினால் உருவாகும் சிறு பள்ளத்தில் இருப்பது முதல் நாடி மையம்.

ஆட்காட்டி விரலை எடுத்து விட்டு, முதல் நாடி மையத்திற்கு உட்புறமாக (உடலை நோக்கி), முதலில் நாடி பார்க்கும் இடத்திற்கு அடுத்து விரலை வைத்தால் அது இரண்டாவது நாடி மையம். இரண்டாவது நாடி மையத்தை இன்னொரு விதத்திலும் கண்டுபிடிக்கலாம். மணிக்கட்டு பகுதியில் இருந்து கட்டை விரல் இணையும் இடத்திலுள்ள எலும்பை உடலை நோக்கி தடவிக் கொண்டே வாருங்கள். ஒரு அங்குலம் நகர்வதற்கும் முன்பே ஒரு எலும்பு மேடு ஒன்று அமைந்திருக்கும். நாட்டு மாடுகளின் முதுகில் அமைந்திருக்கும் திமில் போன்ற எலும்பு மேடு. இந்த மேட்டின் கீழ்ப்புறம் இருப்பதே இரண்டாம் நாடி மையம்.

மூன்றாவது நாடி மையம் இரண்டாம் நாடி மையத்திற்கு அடுத்து, உடலை நோக்கிய திசையில் அமைந்துள்ளது. இது இரண்டு நாடி மையங்களை விடவும் சற்றே கீழே அமைந்துள்ளது.

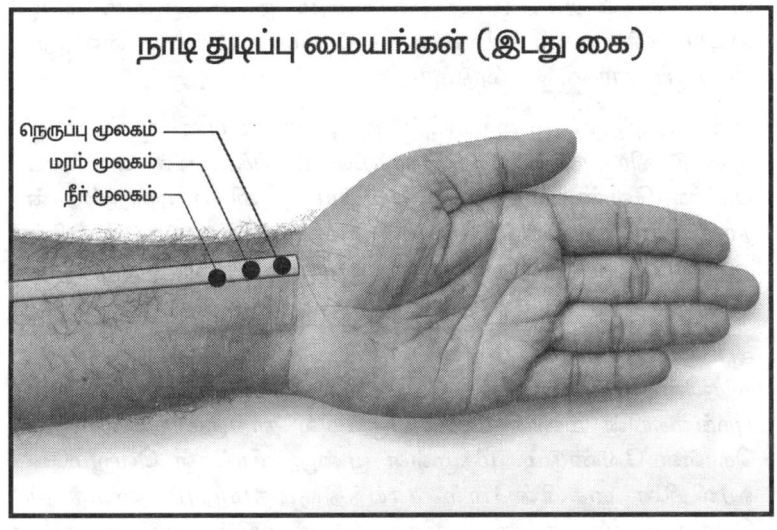

மூன்று நாடி மையங்களும் ரேடியல் தமணி எனப்படும் ரத்த நாளத்தின் மேல்பகுதியிலேயே அமைந்துள்ளன. ரத்த நாளத்தின் அருகிலேயே ஒரு நரம்பு இருப்பதையும் நாம் உணர முடியும். இந்த நரம்பின் மேற்புறம், உடலில் இருந்து வெளிநோக்கி கிடை மட்டமாக ரேடியல் தமணி அமைந்துள்ளது. தமணியின் மேல், மணிக்கட்டு ரேகையை ஒட்டியுள்ள சிறு பள்ளத்தில்

முதல் நாடி மையம் அமைந்துள்ளது. அதனைத் தொடர்ந்து இரண்டாவது, மூன்றாவது நாடி மையங்கள் அமைந்துள்ளன. மூன்றாவது மையம் மட்டும் சற்றே உடலை நோக்கி இறங்கி அமைந்துள்ளது.

எளிமையாக இம்மையங்களை அறிந்து கொள்ள, மணிக்கட்டு ரேகையை ஒட்டியவாறு உங்கள் மூன்று விரல்களை ஒன்றைத் தொடர்ந்து ஒன்று இருக்கும் படி வையுங்கள். ஆட்காட்டி விரல், நடுவிரல், மோதிர விரல் இம்மூன்றையும் வைத்தால் அவ்விரல்களின் கீழே நாடி மையங்கள் அமைந்திருக்கும். விரல்களை வைக்கத் துவங்கும் இடம் சரியாக இருக்க வேண்டும். இப்படி மூன்று விரல்களை வைத்துப் பார்ப்பது நாடி மையங்கள் எங்கு இருக்கின்றன? என்று அறிந்து கொள்வதற்காக மட்டுமே. இந்த நிலையில் நாடி பார்க்கக் கூடாது. பயிற்சி காலத்தில் மூன்று விரல்களை வைத்து, அமைவிடங்களை அறிந்து கொள்ளலாம்.

வலது கையிலும், இடது கையிலும் ஒரே விதமாக நாடி மையங்கள் அமைந்துள்ளன. நாம் எந்த விரலை வைத்து, எப்படிப் பார்க்க வேண்டும்?

பிற மருத்துவ முறைகளில் நாடி பார்ப்பதைப் போல, மூன்று விரல்களை ஒரே நேரத்தில் மணிக்கட்டில் வைத்துப் பார்க்க வேண்டியதில்லை. ஆட்காட்டி விரல் ஒன்றில்தான் நாம் நாடி பார்க்கப் போகிறோம். நமது வலது கையின் ஆட்காட்டி விரலைத்தான் இரு கைகளிலும் உள்ள ஆறு நாடி மையங்களிலும் பயன்படுத்த வேண்டும்.

ஆட்காட்டி விரலின் நுனிப்பகுதி செங்குத்தாக நிற்குமாறு விரலின் அமைவு இருக்க வேண்டும். கட்டை விரல் ஹீலியின் புறங்கையின் மணிக்கட்டுப் பகுதியில் தாங்குமாறு வைத்துக் கொள்ள வேண்டும். மீதமுள்ள மூன்று விரல்கள் வெறுமனே ஹீலியின் கையின்மேல் சாய்ந்திருக்குமாறும் வைத்துக் கொள்ளலாம். கட்டை விரலால் ஹீலியின் கையை நாம் அழுத்திப் பிடிக்கும் போதுதான், மேலே நாடி பார்க்கும் பகுதியில் ஆட்காட்டி விரலுக்கு உதவியாக இருக்கும். மீதமுள்ள மூன்று விரல்களும் செங்குத்தாகவோ, இறுக்கமாகவோ இருந்தால் ஆட்காட்டி விரலால் இயல்பாக இருக்க முடியாது. எனவே, கட்டை விரல் உட்பட நான்கு விரல்களின் நிலையையும் கவனத்தில் கொள்ள வேண்டும்.

நாடி பார்த்துப் பழகுவதற்கு முன்பாக கையைப் பிடித்துப் பழகுவதும் முக்கியமானது. இலகுவாகவும், இயல்பாகவும் கையைப் பிடிக்கும் போதுதான் எளிமையாக நாடியை உணரமுடியும்.

வலது கையின் மணிக்கட்டுப் பகுதியில் துவங்கும் முதல் நாடி மையம், இரண்டு, மூன்று என தொடர்கிறது. அப்படியே இடது கையின் மணிக்கட்டுப் பகுதியில் நான்காவது மையமும், தொடர்ந்து ஐந்து, ஆறு மையங்களும் அமைந்துள்ளன.

நாடி பார்க்கும் முறை (வலது கை)

நாடி பார்க்கும் முறை (இடது கை)

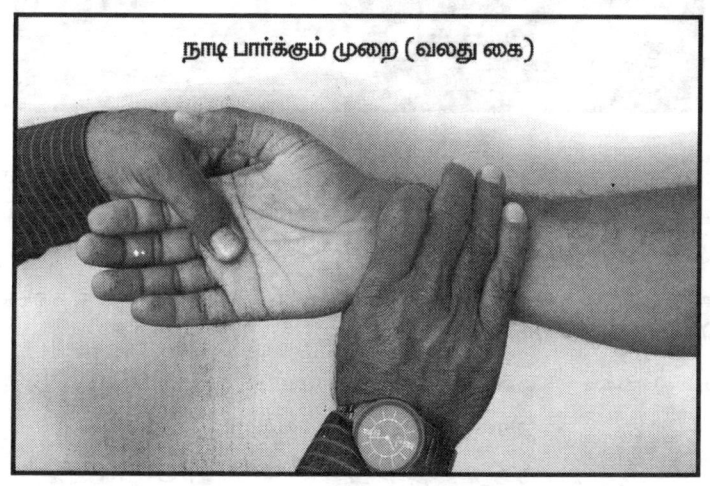

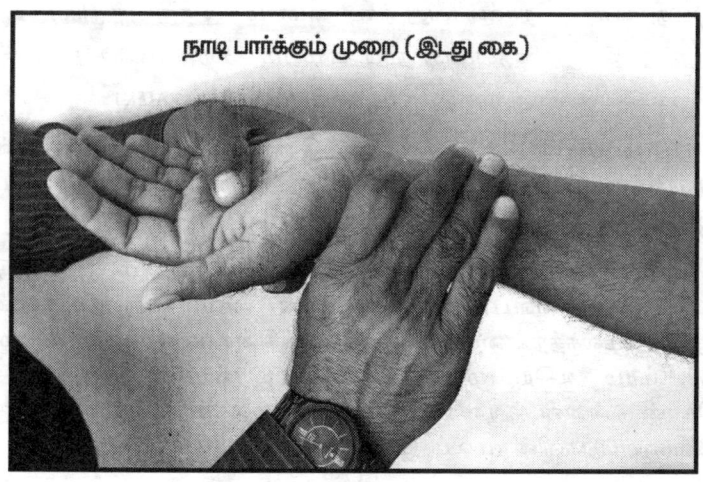

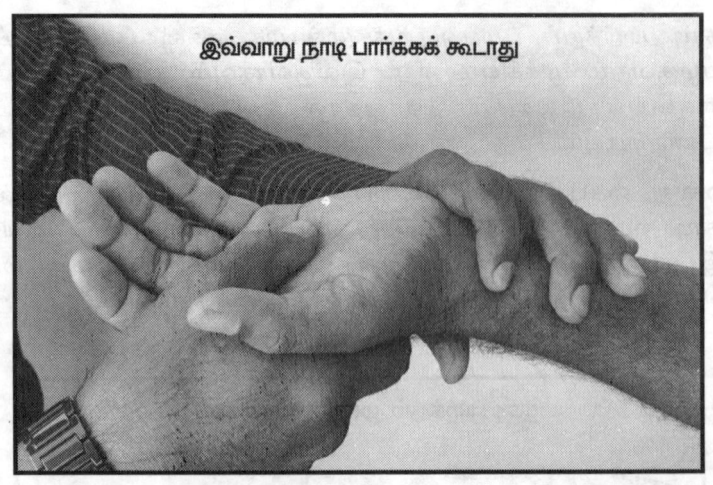
இவ்வாறு நாடி பார்க்கக் கூடாது

நாம் நாடி பார்க்க வேண்டிய இருக்கை நிலை, விரலின் நிலை, ஹீலியின் கைகளில் ஆறு நாடி மையங்களின் அமைவிடம் ஆகியவற்றைப் பார்த்திருக்கிறோம்.

ஆறு நாடி மையங்கள் பிரதிபலிக்கும் மூலகங்களின் பெயர்களைப் பார்க்கலாம்.

வலது கை - ஒன்றாவது நாடி மையம் – காற்று (AIR)

இரண்டாவது நாடி மையம் – நிலம் (EARTH)

மூன்றாவது நாடி மையம் – நெருப்பு (FIRE)

இடது கை - நான்காவது நாடி மையம் – நெருப்பு (FIRE)

ஐந்தாவது நாடி மையம் – மரம் (WOOD)

ஆறாவது நாடி மையம் – நீர் (WATER)

நாடி மையங்களில் அமைந்திருக்கும் மூலகங்களின் பெயர்களைப் பார்த்ததும் ஒரு சந்தேகம் வரலாம். ஏன் நெருப்பு இரண்டு முறை அமைந்திருக்கிறது?

நம் உடலிலுள்ள மூலகங்கள் ஒவ்வொன்றும் இரண்டு உள்ளுறுப்புகளைப் பராமரிக்கின்றன. அவ்வுள்ளுறுப்புகளின் மூலம் மூலகத்தன்மையை பிரதிபலிக்கின்றன. காற்றும் நிலம், நீர், மரம் ஆகிய மூலகங்கள் தலா இரண்டு உறுப்புகளைக் கொண்டுள்ளன. ஆனால், நெருப்பு மூலகம் மட்டும் நான்கு உள்ளுறுப்புகளின் மூலம் இயங்குகிறது.

காற்று மூலகம் – நுரையீரல், பெருங்குடல்

நிலம் – மண்ணீரல், இரைப்பை

நீர் – சிறுநீரகம், சிறுநீர்ப்பை

மரம் – கல்லீரல், பித்தப்பை

நெருப்பு - இதயம், சிறுகுடல், இதய மேலுறை, மூவெப்ப மண்டலம்

எனவே, நெருப்பு மூலகம் நாடி மையங்களில் இரண்டு இடங்களில் அமைந்துள்ளது. ஒன்றை சிறிய நெருப்பு என்றும், இன்னொன்றை பெரிய நெருப்பு என்றும் அழைப்பார்கள். நாம் இரண்டையும் நெருப்பு என்றே அழைக்கலாம். சீனாவில் இருந்த நாடி பார்க்கும் முறையில் இரண்டு நாடி மையங்களில் நீர் அமைந்திருந்தது. இது பிற்காலத்தில் ஏற்பட்ட குழப்பத்தால் ஏற்பட்டதாக இருக்கலாம். நீர் இரண்டு நாடி மையங்களில் அமைந்திருப்பதற்கான காரணம் எதுவும் இல்லை. சீனாவில் ஒருபுள்ளி சிகிச்சையும், தனித்தன்மையான அக்குபங்சர் மருத்துவமும் சமீபகாலங்களில் பின்பற்றப்படாமல், கூட்டு மருத்துவம் நடைமுறையில் உள்ளதால் நாடிப்பரிசோதனை குறித்த ஆழமான ஆய்வுகள் மேற்கொள்ளப்படவில்லை.

இங்கு நாம் மூலகங்களின் பெயர்களோடு – உடலின் உள்ளுறுப்புகள் சிலவற்றின் பெயர்களைப் பார்த்திருக்கிறோம். இவற்றை நாடி பார்க்கும் போது நினைவில் கொள்ள வேண்டிய அவசியமில்லை. நாடியில் நாம் பார்ப்பது மூலகத்தின் ஆற்றல் தேவையை மட்டும்தான் என்பதை நினைவில் கொள்ளுங்கள்.

இனி, நாடி பார்ப்பது எவ்வாறு என்பதைக் கற்கலாம்.

நாடி அறிதல்

ஹீலியை சரியான இருக்கை நிலையில் அமர்த்தி, நமது இடது கையால் அவருடைய வலது கையை தாங்கிப் பிடித்துக் கொள்கிறோம். இப்போது, நம் வலது கையின் ஆட்காட்டி விரலின் நுனிப் பகுதியைக் கொண்டு நாடித்துடிப்பை உணரவுள்ளோம்.

முதல் நாடி மையத்தில் விரலை வையுங்கள். சில ஹீலிகளுக்கு நாடித்துடிப்பு தெரிய ஆரம்பிக்கும். இங்கு தெரியும் மேலோட்டமான நாடியை நாம் கணக்கில் கொள்ள வேண்டியதில்லை. மேலோட்டமான நாடி தெரிந்தாலும், தெரியாவிட்டாலும் நம் ஆட்காட்டி விரலில் அழுத்தம் தர வேண்டும். ஆழமாக அழுத்த வேண்டும்.

எவ்வளவு அழுத்தம் கொடுக்கலாம்?

நம் ஆட்காட்டி விரலால் முதல் நாடி மையத்தின் கீழ் அமைந்திருக்கும் எலும்பு வரை அழுத்தலாம். அழுத்தி முடித்தவுடன் அங்கேயே விரலை வைத்து, நாடியை உணர முயல வேண்டும்.

நாடி பார்ப்பதற்கு முன்னால் நாம் மூன்று விஷயங்களைச் சரிபார்த்துக் கொள்ள வேண்டும்.

1. நமது மனநிலை
2. நாடி மையங்களின் அமைவிடம்
3. நமது ஆட்காட்டி விரலின் அழுத்தம்

இம்மூன்றும் சரியாக அமைந்த பிறகு, நாடியை உணர முயற்சிக்கலாம். மேற்கண்ட மூன்று விஷயங்களில் எந்த சிக்கல்களும் இல்லையென்றால், நாடியை உணர்வது எளிமையாக இருக்கும்.

நன்றாக அழுத்தம் கொடுத்த பிறகு, நாடியை உணர்கிறீர்கள். அங்கு துடிப்பு இருப்பது உங்களுக்குத் தெரிகிறது. அவ்வளவுதான் நாடியின் முதல் மையத்தைப் பார்த்து விட்டீர்கள். துடிப்பு தெரிந்த மறுவிநாடியே ஆட்காட்டி விரலை எடுத்து விட வேண்டும். தொடர்ந்து அடுத்தடுத்த நாடி மையங்களில் இதே போல பார்க்க வேண்டும். வலது கையில் துவங்கி, இடது கையையும் பார்த்து ஆறு மையங்களிலும் துடிப்பு இருக்கிறதா? இல்லையா? என்று பார்க்க வேண்டும். இவ்வளவுதான் நாடிப்பரிசோதனை.

ஒருவேளை முதல் நாடி மையத்தில் அழுத்தும் போது நாடித்துடிப்பு எதையும் உணர முடியவில்லை என்றால் என்ன செய்யலாம்? அந்த மையத்தில் துடிப்பு இல்லை என்று மனதில் குறித்துக் கொண்டு, அடுத்த மையத்திற்குச் செல்லுங்கள். எந்தெந்த மையங்களில் துடிப்பு இல்லை என்பதை மட்டும் நினைவில் கொள்ளுங்கள். அது போதுமானது.

முதல் நாடி மையத்தில் முதன் முதலாக அழுத்தம் கொடுத்து நாடி பார்க்க முயலும் போது துடிப்பு தெரியவில்லை. ஆனால், துடிப்பு தெரியவில்லை என்பதையும் உறுதியாகச் சொல்ல முடியவில்லை. குழப்பமாக இருக்கிறது. இப்போது என்ன செய்யலாம்?

துடிப்பினைப் பொறுத்தவரை இருக்கும் அல்லது இருக்காது. இரண்டே நிலைகள்தான். அப்படியும் நமக்கும் குழப்பம் ஏற்படக் காரணம் என்ன?

இங்கு இரண்டு தவறுகள் நடக்க சாத்தியங்கள் இருக்கின்றன. ஒன்று – விரலின் அழுத்தம். நன்றாக, ஆழமாக விரலை அழுத்தும் போது சில நேரங்களில் நாடித்துடிப்பையே அழுத்தி விடுவோம். அப்போது, ஆட்காட்டி விரல் நுனியின் இருபுறமும் துடிப்பு இருப்பது போல தெரியும். இந்த நிலையில் குழப்பம் வர வாய்ப்புள்ளது. ஆட்காட்டி விரலின் நுனியின் மையத்தில்தான் நாடி தெரிய வேண்டும். ஆனால், நமக்குத் தெரிவதோ நுனியின் இருபுறமும். எனவே, இது துடிப்புதானா? என்ற சந்தேகம் வந்து விடலாம். இதை எப்படி சரி செய்வது?

ஆட்காட்டி விரலின் அழுத்தம் மிக அதிகமாக இருக்கிறது என்று அர்த்தம். மிக மிக லேசாக விரலை மேல்நோக்கி கொண்டு வர வேண்டும். மேல் நோக்கி வர வேண்டும் என்ற அவசரத்தில்

மேலோட்டமாக வந்து விடக்கூடாது. எவ்வளவு தூரம் அழுத்தி இருந்தோமோ அதில் ஐந்தில் ஒருபகுதி அளவுக்கு மேலே வந்தால் போதுமானது. இப்போது கவனியுங்கள். இருபுறமும் இருந்து கொண்டிருந்த துடிப்பு சரியாக விரல் நுனியின் மையத்தில் தெரியும்.

இதுதான் விரல் அழுத்தத்தில் ஏற்படும் தவறு. ஹீலிகளைப் பார்த்து தொடர்ந்து பயிற்சி மேற்கொள்ளும் போது அழுத்தத்தின் அளவை மிகச் சரியாகப் புரிந்து கொள்ள முடியும். எனவே, தொடர்ந்து பயிற்சி செய்யுங்கள்.

இரண்டாவது தவறு – நம்முடைய மனக்குழப்பங்களில் நடக்கும் வாய்ப்புள்ளது. ஒவ்வொரு நாடி மையத்திலும் நாம் பார்க்க வேண்டியது ஒரே விஷயம்தான். துடிப்பு இருக்கிறதா? இல்லையா? என்பதே அது. இதை விட்டு விட்டு, துடிப்பின் தன்மை எவ்வாறு இருக்கிறது? அது மென்மையாக இருக்கிறதா? கடினமாக இருக்கிறதா? வேகமாகத் துடிக்கிறதா? மெதுவாகத் துடிக்கிறதா? இவை போன்ற நமக்குத் தேவையற்ற விஷயங்களில் நமது கவனம் சிதறும் போது துடிப்பை நம்மால் உணரமுடியாமல் போகலாம். எனவே, நாடி மையங்களில் துடிப்பு இருக்கிறதா? என்பதை மட்டுமே கவனமாகப் பாருங்கள். துடிப்பு இல்லை என்றால் மட்டும் அம்மூலகத்தின் பெயரை நினைவில் கொள்ளுங்கள்.

சித்த மருத்துவத்தின் நாடிப் பரிசோதனையில் நடை நாடி, எடை நாடி, திசை நாடி என்று பல விஷயங்களைக் கணிக்க வேண்டும். அக்குபங்சர் மூலக நாடிப் பரிசோதனையில் அவ்வளவு வேலை இல்லை. நமக்குத் தேவை எந்தெந்த மூலகத்திற்கெல்லாம் ஆற்றல் தேவை இருக்கிறது? என்பது மட்டும்தான். எனவே, துடிப்பை மட்டும் கவனித்தால் போதும்.

ஒவ்வொரு நாடி மையத்திலும் நாடித்துடிப்பை உணர சில விநாடிகள் எடுத்துக் கொள்ளலாம். நீண்ட நேரம் பார்த்துக் கொண்டிருப்பது ஹீலிக்கு அசௌகரியமாக இருக்கும். துடிப்பை உணர ஒன்றிரண்டு விநாடிகளே போதுமானது. வலது கையில் அமைந்திருக்கும் காற்று, நிலம், நெருப்பு இவற்றில் எதில் துடிப்பு இல்லை என்று முதலில் பார்த்துக் கொள்ள வேண்டும். தொடர்ந்து, இடது கையில் நெருப்பு, மரம், நீர் மூலகங்களில் துடிப்பு இல்லாதவை எவை என்று பார்த்து விட்டால் போதுமானது.

ஒரு மூலகத்தில் துடிப்பில்லாத நாடி. இரண்டு மூலகங்களில் துடிப்பில்லாத நாடிகள், மூன்று மூலகங்களில் துடிப்பில்லாத நாடிகள், நான்கு மூலகங்களில் துடிப்பில்லாத நாடிகள், ஐந்து மூலகங்களிலுமே துடிப்பற்ற நாடி ஆகியவற்றில் ஏதாவது ஒரு வகையை நாம் பரிசோதனை மூலம் அறிந்து கொள்ளலாம். எத்தனை நாடி மையங்களில் துடிப்பு இல்லாமல் இருக்கிறது என்பதை கவனித்து, நினைவில் கொள்ள வேண்டும்.

இப்பாடத்திற்கான செயல்முறையாக, முதலில் கையைப் பிடிக்கும் விதத்தையும், நாடி மையங்கள் அமைந்திருக்கும் இடங்களையும் பயிற்சி செய்யுங்கள். பின்னர், விரலின் அழுத்தம் கொடுத்து நாடி பார்க்கும் முறையை பயிற்சி செய்யுங்கள். தொடர்ந்து நூறு பேருக்காவது பயிற்சி செய்வதன் மூலம் சந்தேகமில்லாமல் நாடிப்பரிசோதனையில் முடிவுக்கு வர முடியும்.

சரி... இப்படி பலருக்கு நாடி பார்த்தால் எத்தனை விதமான நாடி தெரிவதற்கு வாய்ப்பிருக்கிறது?

ஒரே ஒரு மூலகம் துடிப்பு இல்லாமல் இருப்பது, இரண்டு மூலகங்களில் துடிப்பு இல்லாமல் இருப்பது, மூன்று மூலகங்களில் துடிப்பில்லாமல் இருப்பது, நான்கு மூலகங்களில் துடிப்பு இல்லாமல் இருப்பது, ஐந்து மூலகங்களிலுமே துடிப்பில்லாமல் இருப்பதும் ஆக ஐந்து விதமான நாடிகளை நம்மால் பார்க்க முடியும். ஒருவருக்கு நாம் நாடி பார்க்கும் போது மேற்கண்ட ஐந்து வித நாடிகளில் ஏதாவது ஒன்று தெரியும்.

இவற்றை பட்டியலாகவே பார்த்து விடலாம். கீழ்க்கண்டவற்றில் ஏதாவது ஒரு நாடிதான் உங்களுக்குத் தெரியப்போகிறது.

எண்	**மூலக வகைகள்**	**துடிப்பு இல்லாத மூலகத்தின் பெயர்(கள்)**
1	ஒரு மூலக துடிப்பின்மை	நெருப்பு
2		நிலம்
3		காற்று
4		நீர்
5		மரம்

6	இருமூலக துடிப்பின்மை	நெருப்பு – நிலம்
7		நெருப்பு – காற்று
8		நெருப்பு – நீர்
9		நெருப்பு – மரம்
10		நிலம் – காற்று
11		நிலம் – நீர்
12		நிலம் – மரம்
13		காற்று – நீர்
14		காற்று – மரம்
15		நீர் – மரம்
16	மும்மூலக துடிப்பின்மை	நெருப்பு – நிலம் – காற்று
17		நிலம் – காற்று – நீர்
18		காற்று – நீர் – மரம்
19		நீர் – மரம் – நெருப்பு
20		மரம் – நெருப்பு – நிலம்
21		நெருப்பு – காற்று – நீர்
22		நிலம் – நீர் – மரம்
23		காற்று – மரம் – நெருப்பு
24		நீர் – நெருப்பு – நிலம்
25		மரம் – நிலம் - காற்று
26	நான்கு மூலக துடிப்பின்மை	நெருப்பு – நிலம் – காற்று – நீர்
27		நிலம் – காற்று – நீர் – மரம்
28		காற்று – நீர் – மரம் – நெருப்பு
29		நீர் – மரம் – நெருப்பு – நிலம்

30		மரம் – நெருப்பு – நிலம் – காற்று
31	ஐந்து மூலகத் துடிப்பின்மை	நெருப்பு – நிலம் – காற்று – நீர் – மரம்

இத்தனை வகை நாடிகளை நாம் நாடிப்பரிசோதனையின் மூலம் அறிய முடியும். சில நூறு பேர்களுக்குள்ளேயே இத்தனை வகையையும் அறிந்து விட வேண்டும் என்ற அவசியமில்லை. ஒற்றை மூலகத்தின் துடிப்பின்மை அரிதாக இருக்கும். இரட்டை மூலகத் துடிப்பின்மை அதிகமாக இருக்கும். மற்ற மும்மூலக, நான்கு மூலக துடிப்பின்மை நாடிகள் குறைவானவர்களுக்கே இருக்கும். எனவே, ஒவ்வொரு ஹீலிக்கும் என்ன விதமான நாடித்துடிப்பு இல்லாமல் இருக்கிறது என்று பார்த்தால் போதுமானது.

இவை தவிர வேறுவிதமான நாடிகள் தெரிய வாய்ப்புள்ளதா? ஆறு நாடி மையங்களிலும் துடிப்பு தெரிகிறது என்றால் என்ன செய்வது? வாருங்கள் தொடர்ந்து பார்க்கலாம்.

இரண்டாம் நிலை நாடி

முன் அத்தியாயங்களில் விளக்கப்பட்ட விதத்தில் ஆறு நாடி மையங்களிலும் துடிப்பு இல்லாத மூலகத்தைக் கண்டறிய வேண்டும். அவ்வாறு பார்க்கும் போது இரண்டு குழப்பங்கள் வர வாய்ப்புள்ளது. அவற்றையும் நாம் தெளிவு படுத்திக் கொள்வோம்.

முதல் குழப்பம் நெருப்பு மூலகம் பற்றியது.

மற்ற மூலகங்கள் அனைத்தும் ஒவ்வொரு நாடி மையத்திலேயே வெளிப்படுவதால் அவற்றைத் தீர்மானிப்பதில் குழப்பம் ஏற்பட வாய்ப்பேயில்லை. ஆனால், நெருப்பு மூலகத்தின் துடிப்புகள் இரண்டு நாடி மையங்களில் வெளிப்படுவதால் இம்மூலகத்தின் துடிப்பினைத் தீர்மானிப்பதில் குழப்பம் வரலாம்.

நெருப்பு மூலகத்தைப் பொறுத்தவரை வலது கையிலும், இடது கையிலும் நாடி மையங்கள் உள்ளன. இவை இரண்டிலுமே துடிப்பு இல்லையென்றால் நெருப்பு மூலகம் இல்லை எனக் கொள்ள வேண்டும். ஏதாவது ஒரு மையத்தில் துடிப்பு இருந்தாலும், நெருப்பு மூலகம் இருப்பதாகப் புரிந்து கொள்ள வேண்டும். அவ்வளவுதான் இதில் குழம்புவதற்கு வேறொன்றும் இல்லை.

இரண்டாவது குழப்பம் - ஐந்து நாடி மையத்திலும் துடிப்பு இல்லாமல், நெருப்பு மூலக மையம் ஒன்றில் மட்டும் துடிப்பு இருந்தால் என்ன செய்யலாம்?

முதல் கேள்விக்கான பதிலிலேயே இக்கேள்விக்கான விடையும் அடங்கியுள்ளது. நெருப்பு மூலகம் இரண்டிலுமே துடிக்கவில்லை என்றால்தான் அது இல்லை எனக் கொள்ள முடியும். எனவே, ஏதாவது ஒரு மையத்தில் நெருப்பு மூலகம் இருந்தாலும் நெருப்பு இருப்பதாக எடுத்துக் கொள்ள வேண்டும்.

ஆறு நாடி மையங்களில் ஒரே ஒரு இடத்தில் நெருப்பு மூலகம் இருப்பதால், இதனை நான்கு மூலக (நிலம், காற்று, நீர், மரம்) துடிப்பின்மையாகக் கருத வேண்டும்.

அடுத்ததாக, நாம் நாடி பார்ப்பதின் இரண்டாம் கட்டத்தைப் புரிந்து கொள்ளலாம். ஆறு நாடி மையங்களிலும் நாம் துடிப்பைப் பார்க்கும் போது, ஆறிலுமே துடிப்பு இல்லை என்றால் அது ஐந்து மூலகத் துடிப்பின்மை என்று புரிந்து கொள்ளலாம். ஆனால், ஆறிலுமே துடிப்பு இருந்தால் என்ன செய்ய வேண்டும்? இதுதான் நாடி பார்ப்பதின் இரண்டாம் கட்டம்.

நாம் நாடி பார்க்கும் போது ஆறு மையங்களிலும் துடிப்பதை உறுதி செய்து கொள்கிறோம். இப்போது இரண்டாவது முறையாக நாடி பார்க்க வேண்டும். இப்போது, துடிப்பு இருக்கிறதா? இல்லையா? என்று பார்ப்பதற்குப் பதிலாக குறைவான துடிப்பையுடைய நாடியைக் கண்டு பிடிக்க வேண்டும். இப்படிப் பார்க்கும் போது, நான்கு மூலக நாடிகளின் துடிப்பை விட, ஒரு மூலகத்தின் துடிப்பு குறைவாக இருக்கிறது என்று வைத்துக் கொள்ளலாம். இதனை வைத்து என்ன முடிவுக்கு வரலாம்? எந்த ஒரு மூலகத்தின் துடிப்பு குறைவாக இருக்கிறதோ அதனை இல்லை என்று கணக்கில் எடுத்துக் கொள்ள வேண்டும்.

இதில் நாம் கவனத்தில் கொள்ள வேண்டிய முக்கியமான விஷயம் ஒன்று உள்ளது. முதலில் நாம் நாடி பார்க்கும் போது மூலக மையங்களில் துடிப்பு இருக்கிறதா? இல்லையா? என்பதைப் பார்த்தோம். அதில் எல்லா துடிப்புகளும் இருந்த நிலையில், இரண்டாம் சுற்று நாடி பார்க்கிறோம். இப்போது மூலகத் துடிப்புகளில் எந்த ஒன்று குறைவாகத் துடிக்கிறது? என்பதைப் பார்க்கிறோம்.

துடிப்பு இருக்கிறதா? இல்லையா? என்பதைப் பார்க்கும் முதல் நிலையில் துடிப்பு குறைவாக இருக்கிறதா? என்று பார்க்க வேண்டிய அவசியமில்லை. இரண்டு நிலைகளில் சொல்லப்பட்டவைகளை தனித்தனியாகவே அணுக வேண்டும். இரண்டையும் இணைத்து ஒரே நேரத்தில் பார்க்க முயலக் கூடாது. இதனை மட்டும் கவனத்தில் வைத்துக் கொண்டு, நாடி பார்க்கும் பயிற்சியைச் செய்து வந்தால் நாடி பார்க்கும் கலை உங்களுக்கு கை வந்து விடும்.

இதுவரை பார்த்தவற்றை ஒருமுறை நினைவுப் படுத்திக் கொள்ளலாம்.

- உடலிலுள்ள ஐந்து மூலகங்களின் நிலையை அறிவது மட்டுமே அக்குபங்சர் நாடிப்பரிசோதனையின் நோக்கம்.
- எந்த மூலகத்திற்கு ஆற்றல் தேவை என்பதை மூலகங்களின் நாடித்துடிப்பின் மூலம் அறியலாம்.
- வலது கையில் காற்று, நிலம், நெருப்பு மூலகத்தின் நாடி மையங்களும், இடது கையில் நெருப்பு, மரம், நீர் மூலக நாடி மையங்களும் அமைந்துள்ளன.
- நமது ஆட்காட்டி விரல் நுனியில் துடிப்பை உணருமாறு, ஒவ்வொரு நாடி மையத்திலும் ஆழமாக விரலை அழுத்த வேண்டும்.
- நாடித்துடிப்பு இரண்டாகப் பிரிந்து தெரிந்தால், விரல் அழுத்தத்தை சற்றே குறைக்க வேண்டும் என்று பொருள்.
- துடிப்பு தெரியாத மூலகங்களை மட்டும் நினைவில் வைத்துக் கொள்ள வேண்டும்.
- நெருப்பு மூலக நாடி மையங்கள் இரண்டிலுமே துடிப்பு இல்லையென்றால், நெருப்பு இல்லை என்று கருத வேண்டும். ஒன்றில் இருந்தாலும் நெருப்பு மூலகம் இருப்பதாக அர்த்தம்.
- ஆறு நாடி மையங்களிலும் துடிப்பை உணர்ந்தால், இரண்டாம் நிலைக்கு நகர வேண்டும். எல்லா நாடிகளையும் மறுபடியும் பரிசோதித்து எதில் குறைவான துடிப்பு இருக்கிறது என்பதை அறிய வேண்டும்.
- நாடி பார்க்கும் போது துடிப்பில்லாததை பார்க்கும் முதல் நிலையையும், குறைவான துடிப்பைப் பார்க்கும் இரண்டாவது நிலையையும் குழப்பிக் கொள்ளக் கூடாது. பெரும்பாலோருக்கு முதல் நிலையிலேயே விடை கிடைத்து விடும். மிக அரிதாகவே இரண்டாம் நிலையின் தேவை ஏற்படும்.
- நாடி பார்த்து முடிந்த பிறகு எந்தெந்த மூலகங்கள் துடிப்பு இல்லை என்பதை நினைவில் கொள்ள வேண்டும்.

... இத்துடன் நாடி பார்க்கும் முறை நிறைவுபெற்று விட்டது. அடுத்ததாக, பார்த்த நாடிப்பரிசோதனை முடிவுகளை வைத்து எவ்வாறு புள்ளியைத் தேர்வு செய்வது என்பதை அறியலாம்.

ஐம்பூதக் கொள்கை

நாடி பார்த்த பிறகு, நாம் அறிந்த மூலகத் துடிப்பின்மையைக் கொண்டு சரியான ஒரு புள்ளியைத் தேர்வு செய்வதற்கு 'புள்ளித்தேர்வு' முறை அவசியமானதாகும். இதனை எளிமையாக மேற்கொள்ள வேண்டுமானால், பஞ்சபூதத் தத்துவம் என்ற ஐம்பூதக் கொள்கையை நாம் அறிந்து கொள்வது அடிப்படையானது. இதனை சுருக்கமாகப் பார்க்கலாம்.

ஐம்பூதக் கொள்கை தமிழ் இலக்கியங்கள் முழுவதும் ஆழமாக வெளிப்படுத்தப்பட்டிருக்கிறது. அவற்றில் இருந்து சில வரிகளைப் பார்க்கலாம்.

இவ்வுலகமும், உடலும் ஒரே தன்மையால் ஆனது என்பதை சட்டமுனி நிகண்டு பிவ்வருமாறு விளக்குகிறது.

"அண்டத்திலுள்ளதே பிண்டம்
பிண்டத்திலுள்ளதே அண்டம்
அண்டமும் பிண்டமும் ஒன்றே
அறிந்துதான் பார்க்கும்போதே"

அண்டத்தின் மூல சக்தியிலிருந்து ஐம்பூதங்களின் பிறப்பினை ஔவையார் குறிப்பிடுகிறார்.

"பரமாய சக்தியுள் பஞ்சமா பூதம்
தரமாறில் தோன்றும் பிறப்பு"

தொல்காப்பியத்தின் பொருளதிகாரம் ஐம்பூதங்களின் பெயர்களைக் குறிப்பிடுகிறது.

"நிலம் தீ நீர் வளி விசும்பொடு ஐந்தும்
கலந்த மயக்கம் உலகம் ஆதலின்"

புறநானூற்று வரிகளிலும் ஐம்பூதங்களை நாம் விரிவாக அறிய முடியும்.

"மண் திணிந்த நிலனும்
நிலன் ஏந்திய விசும்பும்
விசும்பு தைவரு வளியும்
வளித் தலைஇய தீயும்

தீ முரணிய நீரும் என்றாங்கு
ஐம்பெரும் பூதத்து இயற்கை போல"

இப்படி ஐம்பூதக் கொள்கை விளக்கத்தை தமிழிலக்கியங்களில் மட்டுமல்ல, பல நாட்டு இலக்கியங்களிலும் காண முடியும். மரபுவழி மருத்துவத்தை அடிப்படைக் கொள்கைகளோடு பின்பற்றும் எல்லா நாடுகளிலும் ஐம்பூதக் கொள்கை குறித்த குறிப்புகள் கிடைக்கின்றன. ஒவ்வொரு நாட்டின் ஐம்பூதக் கொள்கையும் சின்னச் சின்ன மாறுதல்களோடு, அவரவர்களின் புரிதலின் அடிப்படையில் விளக்கப்பட்டுள்ளன.

இனி, நாம் அக்குபங்சர் கூறும் ஐம்பூதக் கொள்கை குறித்துப் பார்க்கலாம்.

நமது உடல் நெருப்பு, நிலம், காற்று, நீர், மரம் என்ற ஐம்பூதங்களின் கலவையால் ஆனது. ஒவ்வொரு பூதமும் தனித்தன்மையான தன் அளவுகளில் இருந்து உடலாக மாறி, இயங்குகிறது. இவற்றின் அளவுகளில் எந்த மாற்றமும் ஏற்படாத வரை எந்த நோயும் இல்லை. அவற்றின் அளவுகளோ, எல்லைகளோ மாறுபடுவதுதான் நோய்களுக்கான அடிப்படைக் காரணம்.

ஒவ்வொரு மூலகத்திற்கும் (பூதத்திற்கும்) உடலில் ஒவ்வொரு விதமான பணிகள் உள்ளன. அதனதன் ஒழுங்கில் அவை இயங்கும் போது உடல் நலம் நீடித்திருக்கிறது. இதன் சமநிலை எவ்வாறு குலைகிறது?

ஐம்பூதங்களின் இயல்பு நிலை தானாகவே கெடுவதில்லை. நம் இயல்பற்ற பழக்க வழக்கங்களாலேயே கெடுகின்றது. உடலின் தேவை அறிந்து பசித்த பின்பு சாப்பிடுவது, அளவோடு சாப்பிடுவது, உடலுக்குக் கேடு விளைவிக்கும் உணவுகளைத் தவிர்ப்பது, தாகத்திற்கு நீர் அருந்துவது,

இரவில் சரியான நேரத்திற்கு உறங்கச் செல்வது, உடல் சோர்வு ஏற்படும் போது ஓய்வு கொடுப்பது போன்ற அடிப்படை விஷயங்களைச் சரியாகப் பின்பற்ற வேண்டும். இவற்றோடு போதுமான உடலசைவு கொடுப்பதும் முக்கியமானதாகும். இப்படியான அடிப்படை வாழ்க்கை முறையைச் சரியாகப் பின்பற்றாமல் மீறும் போது, நமது உடலில் கழிவுகள் அதிகமாக உருவாகின்றன.

உடல் உருவாக்கும் கழிவுகளை உடலின் நோய் தீர்க்கும் ஆற்றல் வெளியேற்ற முயல்கிறது. சளியை இருமல் மூலமும், மூக்கிலுள்ள கழிவுகளை தும்மல் மூலமும், உடல் அணுக்களின் கழிவுகளை காய்ச்சல், வலி மூலமும், இரைப்பைக் கழிவுகளை வாந்தி மூலமும், குடல் கழிவுகளை பேதி மூலமாகவும் உடல் வெளியேற்றுகிறது. இன்னும் நம் உடலிலுள்ள விதம் விதமான கழிவுகளை வெவ்வேறு தொந்தரவுகள் மூலம் உடல் வெளியேற்றுகிறது. நம் உடலால் இவ்வாறு கழிவுகள் வெளியேற்றப்படும் போது உருவாகும் தொந்தரவுகளைத்தான் நாம் நோய் என்று அழைக்கிறோம். நோய்களுக்கும் கழிவுகளுக்குமான தொடர்பினை கழிவு நீக்கத் தத்துவம் மற்றும் அக்குபங்சர் ஒருங்கிணைந்த உடலியல் எனும் பாடங்கள் விரிவாக விளக்குகின்றன.

இப்படி கழிவுகள் வெளியேற்றப்படும் போது நாம் அவற்றை வெளியேற விடாமல் இரண்டு வேலைகளைச் செய்கிறோம். ஒன்று - கழிவு அதிகரிக்கக் காரணமான வாழ்க்கை விதிமீறல்களைத் தொடர்வது. இரண்டு - வெளியேறும் கழிவை ரசாயன மருந்துகளால் உடலுக்குள்ளேயே தள்ளுவது. இப்படிச் செய்வதால் கழிவுகள் மறுபடி உடலுக்குள் சென்று தேங்கி விடுகின்றன. சாதாரணமான கழிவுகளை தேக்கமுற்ற கழிவுகளாக மாற்றியது நம்முடைய தலையீடால்தான். சின்னச் சின்ன தொந்தரவுகளை நீண்ட காலத் தொந்தரவுகளாக மாற்றுவது நமது குறுக்கீடுகள்தான்.

சரி... இப்போது ஐம்பூதத்திற்கு வருவோம். உடல் இயல்பாக இருக்கும் போது ஐம்பூதங்களும் சரியாக இருக்கின்றன என்று பொருள். நமது இயற்கை விதிமிறிய பழக்க வழக்கங்களால் கழிவுகள் அதிகரிக்கின்றன. இந்நிலையில் இயல்பாக இருந்த ஐம்பூதங்கள் தம் சமநிலையைக் கைவிட்டு கழிவுகளை நீக்குவதற்காக உடலுக்கு உதவி புரியும் வேலையைச்

செய்கின்றன. இப்போது ஐம்பூதச் சமநிலைக் குலைகிறது. கழிவுகள் உடலால் வெளியேற்றப்பட்டு, உடல்நலம் திரும்பி விட்டால் ஐம்பூதங்களும் இயல்புக்குத் திரும்பி விடுகின்றன. ஒருவேளை நாம், கழிவுகளை உடலுக்குள்ளேயே திருப்பியனுப்பும் வேலையைச் செய்து தேங்க வைத்தால், ஐம்பூதங்களின் சமநிலைக் குலைவு தொடர்கிறது. ஏன் தொடர்கிறது? உடலிலுள்ள கழிவுகள் அனைத்தும் வெளியேறும் வரை உடலுக்கு ஆற்றலை வழங்க வேண்டியதுதானே ஐம்பூதங்களின் வேலை? எனவே, அதனைத் தொடர்ந்து செய்கிறது.

உடலில் தொந்தரவுகள் தோன்றினால் நமது வாழ்க்கை முறை ஒழுங்காக இல்லை என்று அர்த்தம். அவற்றை ஒழுங்கு செய்து கொள்ளும் போது, உடல் இயல்பினை அடைகிறது. அப்போது ஐம்பூதங்களும் இயல்புக்குத் திரும்புகின்றன. இதனையே இன்னொருவிதமாகப் புரிந்து கொள்வதுதான் நோயறிதலுக்குப் பயன்படுகிறது. ஐம்பூதங்கள் சமநிலை குலைந்தால் உடலில் தொந்தரவுகள் தோன்றிவிட்டன என்று அர்த்தம். சரிதானே? எனவே தான், மரபுவழி மருத்துவங்கள் ஐம்பூதச் சமநிலையையே அடிப்படையாகக் கொள்கின்றன.

இங்கு ஒரு முக்கியமான விஷயத்தைப் புரிந்து கொள்ள வேண்டும். உடலில் ஐம்பூதங்கள் சமநிலை குலைவதால் நோய்கள் உருவாகவில்லை. உடலில் நோய்கள் உருவாவதால், அவற்றைச் சரி செய்வதற்காக ஐம்பூதங்கள் சமநிலை குலைகின்றன. நோய்களுக்கான மூல காரணம் மனிதர்களின் வாழ்வியல் தவறுகள்தான். முறையற்ற செயல்களால் உடல் பாதிக்கப்படுகிறது. கழிவுகள் தேங்குகின்றன. உடலைச் சீர் செய்வதற்காகவும், கழிவுகளை வெளியேற்றுவதற்காகவும் ஐம்பூதங்கள் சமநிலை குலைகின்றன. அக்குபங்சர் கூறும் கழிவு நீக்கத் தத்துவம், பஞ்சபூதத் தத்துவம் இரண்டையும் இணைத்துப் புரிந்து கொள்ளும் போதுதான் ஐம்பூதங்களின் சமநிலைக்குலைவை சரியாகப் புரிந்து கொள்ள முடியும். ஒவ்வொரு மூலகமும் தன் இயல்பில் இருந்து மாறுவது அது சீர்கெட்டுப் போவதால் அல்ல. இந்த மாற்றம் உடலின் நன்மைக்காகவே. உடல் நலம் திரும்பியதும், ஐம்பூதங்களும் இயல்புக்குத் திரும்பிவிடும்.

இதனை மையமாகக் கொண்டுதான் அக்குபங்சரின் அனைத்து நோயறிதல் முறைகளும் மேற்கொள்ளப்படுகின்றன. எந்தெந்த மூலகங்கள் சமநிலை குலைந்துள்ளன? என்பதை அறிந்து கொண்டால் உடலுக்கு என்ன விதமான ஆற்றல் தேவைப்படுகிறது என்று புரிந்து கொள்ளலாம். பிரபஞ்ச ஆற்றலை உட்கிரத்து, உடலுக்கு அளிக்கும் மூலகப் புள்ளிகளில் சிகிச்சையளிக்கும் போது அவை தூண்டடப்பட்டு, உடல் நலமடைகிறது. அதன் மூலம் ஐம்பூதங்கள் சீராகின்றன. எனவேதான், அக்குபங்சர் சிகிச்சையின் அடிப்படை ஐம்பூத நோயறிதல் முறைகளில் அமைந்திருக்கிறது.

சரி... இனி ஐம்பூதங்களின் சுற்றுகளை அறிந்து கொள்ளலாம். அக்குபங்சரின் ஐம்பூதக் கொள்கை மூன்று வகையான சுற்றுகளை விவரிக்கிறது.

1. ஆக்கச்சுற்று
2. கட்டுப்பாட்டுச் சுற்று
3. அழிவுச் சுற்றுகள்

ஆக்கச்சுற்று என்பது நமது உடல் இயல்பில் இருக்கும் போது ஒரு மூலகம் எவ்வாறு இன்னொரு மூலகத்திற்கு ஆற்றலைப் பகிர்ந்தளிக்கிறது என்று விளக்கும் சுற்றாகும். இப்படி ஆற்றல் முறையாகப் பகிர்ந்தளிக்கப்படுவதால் உடல் ஆக்க சக்தியைப் பெறுவதால் இது ஆக்கச்சுற்று என்று அழைக்கப்படுகிறது.

நெருப்பு, நிலம், காற்று, நீர், மரம் ஆகிய ஐம்பூதங்களின் பெயர்களை நாம் வரிசையாகச் சொல்லும் போதே அவை ஆக்கச்சுற்றின் அடிப்படையில்தான் அமைந்துள்ளன.

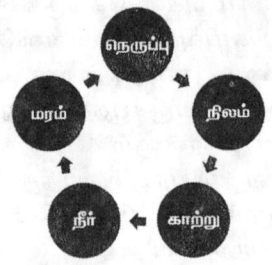

நெருப்பு – நிலம் மூலகத்திற்கு ஆற்றல் அளிக்கிறது

நிலம் – காற்று மூலகத்திற்கு ஆற்றல் அளிக்கிறது

காற்று – நீர் மூலகத்திற்கு ஆற்றல் அளிக்கிறது
நீர் – மர மூலகத்திற்கு ஆற்றல் அளிக்கிறது
மரம் – நெருப்பு மூலகத்திற்கு ஆற்றல் அளிக்கிறது.

இப்படி ஆற்றல் அளிக்கும் சுழற்சி முறையை ஆக்கச்சுற்று என்று அழைக்கிறோம். ஒரு மூலகத்திலிருந்து இன்னொரு மூலகம் ஆற்றல் பெறுவதால் இதனை தாய் – சேய் சுற்று என்றும் அழைக்கலாம். ஆற்றலை அளிக்கும் மூலகம் தாய் எனவும், பெறும் மூலகம் சேய் எனவும் அழைக்கப்படுகின்றன. ஒவ்வொரு மூலகமும் ஆற்றல் அளிக்கும் போது தாயாகவும், பெறும் போது சேயாகவும் விளங்குகிறது.

ஆக்கச்சுற்று மனதில் பதிவதற்காக இந்த வரிசையை மறுபடி மறுபடி மனதிற்குள் சொல்லிப்பாருங்கள்.

நெருப்பின் தாய் – மரம்
நிலத்தின் தாய் – நெருப்பு
காற்றின் தாய் – நிலம்
நீரின் தாய் – காற்று
மரத்தின் தாய் – நீர்.

இதே போல சேய் வரிசையையும் சொல்லிப்பாருங்கள். எந்த ஒரு மூலகத்தின் பெயரைச் சொன்னாலும் உடனே அதன் தாய் மூலகம் எது என்பதும், சேய் மூலகம் எது என்பதும் நினைவிற்கு வந்து விட வேண்டும்.

அடுத்தது, கட்டுப்பாட்டுச் சுற்று. கட்டுப்பாடு என்றால் என்ன? ஒரு இடத்தில் உற்பத்தி மட்டுமே நடந்து கொண்டிருந்தால் என்ன ஆகும்? ஆற்றல் அல்லது பொருள் அதிகமாகி, அதன் இயல்பான அளவை மீறி, கட்டுப்பாட்டினை இழந்து விடும். எனவே, ஆக்கம் எவ்வளவு முக்கியமோ அதே அளவு கட்டுப்பாடும் முக்கியம். ஆக்கச்சுற்று முறையாகச் செயல்பட, கட்டுப்பாட்டுச் சுற்று பயன்படுகிறது.

இந்தக் கட்டுப்பாட்டுச் சுற்றை எளிமையாகப் புரிந்து கொள்ளலாம்.

ஆக்கச்சுற்றில் நெருப்பு மூலகம் – நிலம் மூலகத்திற்கு ஆற்றல் அளிக்கிறது. நிலம் மூலகம் காற்று மூலகத்திற்கு ஆற்றல்

அளிக்கிறது. இம்மூன்று மூலகங்களுக்கும் உள்ள தொடர்பை நினைவில் கொள்ளுங்கள்.

நெருப்பு – நிலம் – காற்று

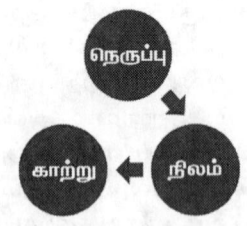

நெருப்பின் சேய் நிலம். நிலத்தின் சேய் காற்று.

காற்றின் தாய் நிலம், நிலத்தின் தாய் நெருப்பு. இப்படியும் சொல்லலாம்தானே?

காற்றுக்கும் – நெருப்புக்கும் என்ன உறவு? கொஞ்சம் யோசித்துப் பாருங்கள். காற்றின் தாய் நிலம். நிலத்தின் தாய் நெருப்பு. அப்படியானால், காற்றுடைய தாயுடைய தாய்தான் நெருப்பு. அப்படியானால் மூத்த தாய் (பாட்டி) என்ற பொருளில் மூதாய் என்று அழைக்கலாம்.

நெருப்பின் தாய் – மரம். நெருப்பின் மூதாய் – நீர்

நிலத்தின் தாய் – நெருப்பு. நிலத்தின் மூதாய் – மரம்

காற்றின் தாய் – நிலம். காற்றின் மூதாய் – நெருப்பு

நீரின் தாய் – காற்று. நீரின் மூதாய் – நிலம்

மரத்தின் தாய் – நீர். மரத்தின் மூதாய் – காற்று

இதுதான் கட்டுப்பாட்டுச் சுற்று. இது ஏன் நிகழ்கிறது என்பதைப் புரிந்து கொள்ளலாம். நெருப்பின் சேய் நிலம். நிலத்தின் சேய் காற்று. நெருப்பு நிலத்திற்கு ஆற்றல் வழங்குகிறது. அதே நேரம், நிலத்திலிருந்து ஆற்றல் பெறும் காற்றைக் கட்டுப்படுத்துகிறது.

நெருப்பு ஏன் காற்றைக் கட்டுப்படுத்த வேண்டும்? ஒரு சேய் மூலகம் அதிகப்படியான ஆற்றலை தாயிடமிருந்து பெற்று விடக்கூடாது என்பதற்காக கட்டுப்படுத்துகிறது. நெருப்பு எனும் தாய் மூலகம், தன் சேய் மூலகமான நிலத்தின் ஆற்றலை சரியாக வைத்துக் கொள்வதற்காக, நிலத்திடம் இருந்து ஆற்றல் பெறும்

மூலகமான காற்றைக் கட்டுப்படுத்துகிறது. கட்டுப்பாடு என்பது மூதாய் மூலகம் மேற்கொள்ளும் பணியாகும்.

ஒரு மூலகத்தின் தாய் எது? என்று கேட்டவுடன் பதில் சொல்ல முடிவது போல, மூதாய் (கட்டுப்படுத்தும்) மூலகம் எது என்றவுடன் சொல்ல முடிய வேண்டும்.

இப்படி ஒவ்வொரு மூலகத்தின் கட்டுப்படுத்தும் மூலகத்தை நினைவில் கொள்ளுங்கள்.

நெருப்பின் மூதாய் - நீர். எனவே, நீர் நெருப்பைக் கட்டுப்படுத்துகிறது.

நிலத்தின் மூதாய் - மரம். எனவே, மரம் நிலத்தைக் கட்டுப்படுத்துகிறது.

காற்றின் மூதாய் - நெருப்பு. எனவே, நெருப்பு காற்றைக் கட்டுப்படுத்துகிறது.

நீரின் மூதாய் - நிலம். எனவே, நிலம் நீரைக் கட்டுப்படுத்துகிறது.

மரத்தின் மூதாய் - காற்று. எனவே, காற்று மரத்தைக் கட்டுப்படுத்துகிறது.

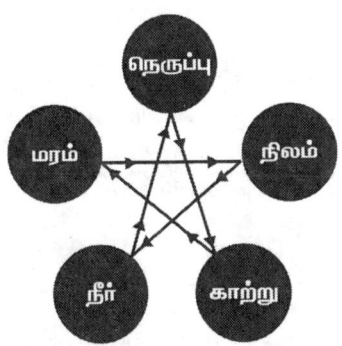

மூதாய் மூலகங்கள் தன் இரண்டாம் தலைமுறையைக் கட்டுப்படுத்துவதன் மூலம், தன் முதல் தலைமுறையின் ஆற்றல் வீணாகாமல் பாதுகாக்கின்றன.

நாம் பார்த்த ஆக்கச் சுற்றும், கட்டுப்பாட்டுச் சுற்றும் இயல்பான, ஆரோக்கியமான உடலில் இயங்கிக்கொண்டே இருப்பவை. கழிவுகள் உள்ள, நோயுற்ற உடலில் இவை இரண்டு சுற்றுகளும்

சீர்கெட்டுப் போயிருக்கும். அப்படி சீர்கெட்ட, இயல்புக்கு மாற்றமான சுற்றுகளைத்தான் அழிவுச் சுற்றுகள் என்று அழைக்கிறோம்.

இந்த அழிவுச் சுற்றுகள் தொடர்ந்து செயல்படும் போது உடலின் ஆற்றல் செலவாகிறது என்பதால் இவற்றை நாம் அழிவுச் சுற்றுகள் என்ற பெயரால் அழைக்கிறோம். அழிவு என்ற சொல் செலவைக் குறிக்கிறதே தவிர, உடலை அழிக்கிறது என்று புரிந்து கொள்ள வேண்டியதில்லை. அழிவுச் சுற்றுகளின் மூலம் செலவாகும் ஆற்றல் உடலை இயல்புக்குக் கொண்டு வருவதற்காகத்தான் பயன்படுகிறது என்பதை நினைவில் கொள்ள வேண்டும். மூலகங்களின் நிலையை நாம் நோயறிதல் மூலம் அறியும் போது, அது சீரற்று இருந்தால் அழிவுச் சுற்றுகள் நடந்து கொண்டிருக்கின்றன என்று அர்த்தம். எந்தெந்த மூலகங்களுக்கு ஆற்றல் தேவைப்படுகின்றன? என்று கண்டறிந்து, சிகிச்சை மூலம் ஆற்றல் பெறச் செய்கிறோம்.

அழிவுச் சுற்றுகளை எதிர்வினைச் சுற்றுகள் என்றும் அழைக்கலாம். எதிர்வினைச் சுற்றுகளில் இரண்டு சுற்றுகள் இருக்கின்றன.

1. ஆக்க எதிர்வினைச் சுற்று
2. கட்டுப்பாட்டு எதிர்வினைச் சுற்று

நாம் ஏற்கனவே ஆக்கச் சுற்றினை விரிவாகப் பார்த்து விட்டோம். அப்படி இயல்பாக இருக்கும் ஆக்கச்சுற்று எதிர்மறையாகச் செயல்படத் துவங்கினால் அதன் பெயர் ஆக்க எதிர்வினைச் சுற்று ஆகும். எதிர்மறை என்றால் எப்படி இருக்கும்?

ஒரு தாய் மூலகம் தன் சேய் மூலகத்திற்கு ஆற்றல் தந்தால் அது ஆக்கச்சுற்று. ஒரு சேய் மூலகம் தாய் தரும் ஆற்றலை விட, அதிகமான ஆற்றலை ஈர்த்து எடுத்துக் கொண்டால் அது ஆக்க எதிர்வினைச் சுற்று ஆகும்.

ஆக்கச்சுற்று	ஆக்க எதிர்வினைச்சுற்று
நெருப்பு நிலத்திற்கு ஆற்றல் தருகிறது	நிலம் நெருப்பில் இருந்து கூடுதலான ஆற்றலை ஈர்க்கிறது
நிலம் காற்றிற்கு ஆற்றல் தருகிறது	காற்று நிலத்தில் இருந்து கூடுதலான ஆற்றலை ஈர்க்கிறது
காற்று நீருக்கு ஆற்றல் தருகிறது	நீர் காற்றில் இருந்து கூடுதலான ஆற்றலை ஈர்க்கிறது
நீர் மரத்திற்கு ஆற்றல் தருகிறது	மரம் நீரில் இருந்து கூடுதலான ஆற்றலை ஈர்க்கிறது
மரம் நெருப்புற்கு ஆற்றல் தருகிறது	நெருப்பு மரத்தில் இருந்து கூடுதலான ஆற்றலை ஈர்க்கிறது

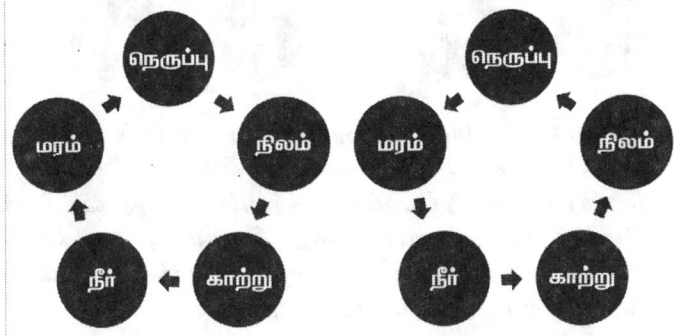

இதே போல, ஒரு மூதாய் மூலகம் இன்னொரு மூலகத்தைக் கட்டுப்படுத்துவது கட்டுப்பாட்டுச் சுற்று. மூதாய்க்குக் கட்டுப்பட வேண்டிய மூலகம், மூதாயைக் கட்டுப்படுத்த முயல்வதுதான் கட்டுப்பாடு எதிர்வினைச் சுற்று.

கட்டுப்பாட்டுச்சுற்று	கட்டுப்பாட்டு எதிர்வினைச்சுற்று
நெருப்பு காற்றைக் கட்டுப்படுத்துகிறது	காற்று நெருப்பைக் கட்டுப்படுத்த முயல்கிறது
காற்று மரத்தைக் கட்டுப்படுத்துகிறது	மரம் காற்றைக் கட்டுப்படுத்த முயல்கிறது
மரம் நிலத்தைக் கட்டுப்படுத்துகிறது	நிலம் மரத்தைக் கட்டுப்படுத்த முயல்கிறது

நிலம் நீரைக் கட்டுப்படுத்துகிறது	நீர் நிலத்தைக் கட்டுப்படுத்த முயல்கிறது
நீர் நெருப்பைக் கட்டுப்படுத்துகிறது	நெருப்பு நீரைக் கட்டுப்படுத்த முயல்கிறது

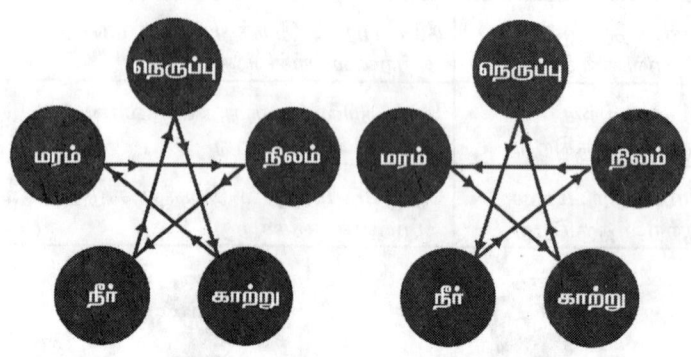

நாம் இதுவரை பார்த்த சுற்றுகளை நினைவில் வைத்துக் கொண்டால் புள்ளித்தேர்வு என்பது எளிமையாக இருக்கும். ஆக்கச் சுற்றும், கட்டுப்பாட்டுச் சுற்றும் புரிந்து விட்டால், எதிர்வினைச் சுற்றுகளைப் புரிந்து கொள்வது எளிதானது. இச்சுற்றுகளை மாற்றி, மாற்றி எழுதிப்பார்த்தும், நினைவு கூறியும் மனதில் பதித்துக் கொள்வது அவசியம்.

ஒரு ஹீலிக்கு நோயறிதல் செய்து விட்டு, சிகிச்சை அளிக்கும் முன்பு புள்ளியைத் தேர்வு செய்ய வேண்டும். அது எவ்வளவு வேகமாக நடக்க வேண்டும் என்பதை இச்சுற்றுகளே முடிவு செய்கின்றன.

நாம் இதுவரை பார்த்தவற்றை செயல் அடிப்படையில் நினைவு கூர்வோம்.

ஒரு ஹீலிக்கு இரு கைகளிலும் நாடிப் பரிசோதனை செய்கிறோம். ஆறு நாடி மையங்களில் எவற்றில் துடிப்பு இல்லை என்பதை கவனிக்கிறோம். அனைத்திலும் துடிப்பு இருந்தால், குறைவான துடிப்பு கொண்ட மூலகத்தை துடிப்பற்ற மூலகமாக கணக்கில் கொள்கிறோம். இப்போது நம் நினைவில் துடிப்பற்ற மூலகங்கள் மட்டுமே நிற்க வேண்டும்.

அப்படி துடிப்பற்ற மூலகங்களாக ஒரு மூலகமோ, இரண்டு மூலகங்களோ, மூன்று மூலகங்களோ, நான்கு மூலகங்களோ, ஐந்து மூலகங்களோ இருக்கலாம். ஒவ்வொரு ஹீலிக்கும் ஒவ்வொரு விதத்தில் இருக்கும். துடிப்பற்ற மூலகம் என்றால் என்ன அர்த்தம்? துடிப்பில்லாத மூலகம் இயல்பு நிலையில் இல்லை என்று அர்த்தம். அம்மூலகத்தில் ஆற்றல் குலைவு உருவாகி விட்டது என்று அர்த்தம். இப்படி நாம் அறிந்து கொண்ட துடிப்பற்ற மூலகங்களை வைத்து, இங்கு நாம் கற்ற ஐம்பூதக்கொள்கையின் அடிப்படையில் சிகிச்சை அளிக்க வேண்டிய புள்ளியை தேர்வு செய்ய வேண்டும்.

மூலகங்களையும், அவற்றைத் தூண்டும் புள்ளிகள் அமைந்துள்ள சக்தி நாளங்களையும் பட்டியலாகப் பார்த்துவிடலாம்.

எண்	மூலகம்	சக்திநாளம் (குறியிடு)
1	நெருப்பு	இதய சக்திநாளம் (HT)
		சிறுகுடல் சக்திநாளம் (SI)
		இதயமேலுறை சக்திநாளம் (PC)
		மூவெப்ப மண்டல சக்திநாளம் (TE)
2	நிலம்	மண்ணீரல் சக்திநாளம் (SP)
		இரைப்பை சக்திநாளம் (ST)
3	காற்று	நுரையீரல் சக்திநாளம் (LU)
		பெருங்குடல் சக்திநாளம் (LI)
4	நீர்	சிறுநீரக சக்திநாளம் (KI)
		சிறுநீர்ப்பை சக்திநாளம் (BL)
5	மரம்	கல்லீரல் சக்திநாளம் (LR)
		பித்தப்பை சக்திநாளம் (GB)

புள்ளித் தேர்வுக்குச் செல்வோமா. . ?

ஒற்றைப் புள்ளி

நாடி பார்த்ததின் மூலமாக நாம் அறிந்து கொண்ட துடிப்பற்ற மூலக அடிப்படையில் புள்ளியை எவ்வாறு தேர்வு செய்வது? என்பதை நாம் பார்க்கலாம்.

உடல் முழுவதும் அமைந்துள்ள 65 மூலகப்புள்ளிகளின் அமைவிடங்களை நாம் தெரிந்து கொண்டிருந்தால் மட்டுமே, சிகிச்சை அளிக்க முடியும். எனவே, அவற்றின் அமைவிடங்களைக் கற்று தெளிவாக இருப்பது அவசியம்.

இங்கு நாம் பார்க்கும் புள்ளித்தேர்வு முறை அக்குபங்சரின் அனைத்து நோயறிதல் முறைகளுக்கும் பொதுவானதாகும். கேட்டறிதல், பார்த்தறிதல், தொட்டறிதல் போன்ற எல்லா முறைகளிலும் சமநிலை குலைந்த மூலகங்களைக் கண்டறிந்த பின்பு, இதே முறையில் சிகிச்சைக்கான புள்ளியைத் தேர்வு செய்யலாம்.

ஒரு மூலகத்தின் சமநிலைக் குலைவு

நோயறிதலின் மூலம் ஒரே ஒரு மூலகத்தில் மட்டும் துடிப்பில்லை என்று நாம் உறுதி செய்து விட்டால் பின்வரும் முறைகளின் மூலம் புள்ளியைத் தேர்வு செய்யலாம்.

1. துடிப்பற்ற மூலகத்தின் சொந்தப் புள்ளியைத் தூண்டுதல்
2. துடிப்பற்ற மூலகத்தை தாய் மூலகத்தோடு இணைக்கும் புள்ளியைத் தூண்டுதல்
3. துடிப்பற்ற மூலகத்தை கட்டுப்பாட்டு மூலகத்தோடு இணைக்கும் புள்ளியைத் தூண்டுதல்

சொந்தப் புள்ளியை எவ்வாறு கண்டறிவது? ஒவ்வொரு மூலகத்திற்கும் உடலில் இரண்டு சக்திநாளங்கள் அமைந்திருக்கும். அவற்றில் மூலகப்புள்ளிகள் பத்து

அமைந்திருக்கும். சரிதானே? மூலகத்தின் சக்தி நாளத்தில் உள்ள, அதே மூலகத்தைப் பிரதிபலிக்கும் புள்ளிதான் சொந்தப்புள்ளி ஆகும். உதாரணமாக, நிலம் மூலகத்தின் சொந்தப்புள்ளியைக் கண்டுபிடிக்கலாம்.

நிலம் மூலகத்தின் சக்தி நாளங்கள் – மண்ணீரல் சக்தி நாளம் (SP), இரைப்பை சக்தி நாளம் (ST). இதில் மண்ணீரல் சக்தி நாளத்தில் அமைந்துள்ள மூலகப்புள்ளிகள் ஐந்து.

SP 1 – மர மூலகப்புள்ளி
SP 2 – நெருப்பு மூலகப் புள்ளி
SP 3 – நில மூலகப் புள்ளி
SP 5 – காற்று மூலகப் புள்ளி
SP 9 – நீர் மூலகப்புள்ளி

மண்ணீரல் சக்திநாளத்தில் அமைந்துள்ள மர மூலகப்புள்ளி (SP1) என்றால், நில மூலகத்தையும், மர மூலகத்தையும் இணைக்கும் புள்ளி என்று அர்த்தம். அதே போல, மண்ணீரல் சக்தி நாளத்தின் நெருப்பு மூலகப் புள்ளி (SP2) என்றால் நில மூலகத்தையும், நெருப்பு மூலகத்தையும் இணைக்கும் புள்ளி என்று அர்த்தம். இப்புள்ளிகளில் மண்ணீரல் சக்திநாளத்தில் அமைந்துள்ள நிலப்புள்ளி (SP3) தான் நில மூலகத்தின் சொந்தப் புள்ளி ஆகும்.

இது ஏன் சொந்தப்புள்ளி என்று அழைக்கப்படுகிறது? மண்ணீரல் என்பது நில மூலகத்தின் சக்திநாளம். அதில் அமைந்துள்ள நில மூலகப் புள்ளி (நிலம் – நிலம்) அதே தன்மையைப் பிரதிபலிப்பதால் சொந்தப்புள்ளி என்று அழைக்கப்படுகிறது. சக்திநாளத்தில் அமைந்துள்ள மற்ற புள்ளிகள் இரண்டு மூலகங்களை இணைக்கும் தன்மையுடனும், சொந்தப் புள்ளி மட்டும் ஒரே ஒரு மூலகத்தைப் பிரதிபலிக்கும் தன்மையுடனும் அமைந்துள்ளது.

இவ்வாறு ஒவ்வொரு சக்திநாளத்திலும் அமைந்துள்ள சொந்தப் புள்ளிகளைத் தெரிந்து கொண்டால், ஒற்றை மூலகத் துடிப்பின்மைக்கான சிகிச்சைக்குப் பயன்படுத்தலாம். இங்கு ஒரு சந்தேகம் எழ வாய்ப்புண்டு. ஒவ்வொரு மூலகத்திற்கும் இரண்டு சக்திநாளங்கள் அமைந்துள்ளன. எனவே, இரண்டு சொந்தப் புள்ளிகள் இருக்குமே? அவற்றில் எதைத் தூண்டுவது? அதே போல, நெருப்பு மூலகத்திற்கு நான்கு சக்திநாளங்கள்

இருப்பதால் நான்கு சொந்தப் புள்ளிகள் இருக்குமே அவற்றில் எதைத் தூண்டுவது?

சக்திநாளங்களை யின் (குளிர்ச்சி), யாங் (வெப்பம்) என்று இருவகையாகப் பிரித்திருப்பார்கள். ஒவ்வொரு மூலகத்திற்கும் ஒரு குளிர்ச்சி உறுப்பு சார்ந்த சக்திநாளமும், ஒரு வெப்ப உறுப்பு சார்ந்த சக்திநாளமும் அமைந்திருக்கும். (நெருப்பிற்கு மட்டும் இரண்டு இரண்டாக அமைந்திருக்கும்). பொதுவாக, குளிர்ச்சி உறுப்புகளின் சக்திநாளங்களில் சிகிச்சை அளிப்பது சிறந்தது எனக் கருதப்படுகிறது. ஆனால், நடைமுறையில் எத்தனை சொந்தப் புள்ளிகள் இருந்தாலும் அவற்றில் ஏதாவது ஒன்றில் சிகிச்சை அளித்தால் போதுமானது. அனைத்து சொந்தப் புள்ளிகளும் ஒரே விதமாகவே வேலைசெய்கின்றன. எனவே, ஏதாவது ஒரு சொந்தப் புள்ளியைத் தேர்வு செய்யலாம்.

எல்லா சக்திநாளங்களிலும் அமைந்துள்ள சொந்தப் புள்ளிகளைப் பட்டியலிடலாம்.

எண்	மூலகம்	சக்திநாளம்	சொந்தப்புள்ளி
1	நெருப்பு	இதய சக்திநாளம்	HT 8
2	நெருப்பு	சிறுகுடல் சக்திநாளம்	SI 5
3	நெருப்பு	இதய மேலுறை சக்திநாளம்	PC 8
4	நெருப்பு	மூவெப்ப மண்டல சக்திநாளம்	TE 6
5	நிலம்	மண்ணீரல் சக்திநாளம்	SP 3
6	நிலம்	இரைப்பை சக்திநாளம்	ST 36
7	காற்று	நுரையீரல் சக்திநாளம்	LU 8
8	காற்று	பெருங்குடல் சக்திநாளம்	LI 1
9	நீர்	சிறுநீரக சக்திநாளம்	KI 10
10	நீர்	சிறுநீர்ப்பை சக்திநாளம்	BL 66
11	மரம்	கல்லீரல் சக்திநாளம்	LR 1
12	மரம்	பித்தப்பை சக்திநாளம்	GB 41

இதுவரை நாம் பார்த்தது சொந்தப் புள்ளியைத் தேர்வு செய்யும் முறை. இப்போது இரண்டாவது முறைக்கு வரலாம். துடிப்பற்ற மூலகத்தை தாய் மூலகத்தோடு இணைக்கும் முறை.

முதலில் துடிப்பற்ற மூலகம் எது? என்பதை நினைவில் கொள்ள வேண்டும். பின்பு, அதன் தாய் மூலகம் எது? என்று யோசித்து, இரண்டு மூலகங்களையும் இணைக்கும் புள்ளியைத் தேர்வு செய்யலாம்.

உதாரணமாக, காற்று மூலகத்தில் துடிப்பில்லை என்று முடிவு செய்கிறோம். எனவே, சிகிச்சை அளிக்க வேண்டிய ஒரு மூலகம் காற்று என்பது தெரிந்து விட்டது. அதன் தாய் மூலகம் எது? நிலம். எனவே, நிலம் மூலகத்தையும், காற்று மூலகத்தையும் இணைக்கும் புள்ளிகளில் ஒன்றைத் தேர்வு செய்ய வேண்டும்.

காற்று மூலகத்தையும் – நிலம் மூலகத்தையும் இணைக்கும் புள்ளிகள் எவை?

காற்று மூலகம் – நுரையீரல் சக்திநாளத்திலுள்ள, நில மூலகப் புள்ளி (LU 9)

பெருங்குடல் சக்திநாளத்திலுள்ள நில மூலகப்புள்ளி (LI 11)

இதே போல, நிலம் மூலகத்தில் அமைந்துள்ள காற்று மூலகப் புள்ளிகளும் இவ்விரண்டு மூலகங்களையும் இணைக்கின்றன.

நிலம் மூலகம் – மண்ணீரல் சக்திநாளத்திலுள்ள காற்று மூலகப் புள்ளி (SP 5)

இரைப்பை சக்திநாளத்திலுள்ள காற்று மூலகப் புள்ளி (ST 45)

ஆக, நிலத்தையும் காற்றையும் இணைக்கும் புள்ளிகள் நான்கு உள்ளன. LU 9, LI 11, SP 5, ST 45. இவற்றில் ஏதாவது ஒரு புள்ளியில் சிகிச்சை அளிக்கலாம். இவை நான்கு புள்ளிகளும் ஒரே தன்மை உடையவைதான்.

தாய் மூலகத்தையும், சேய் மூலகத்தையும் இணைக்கும் புள்ளிகளைப் பட்டியலிடலாம்.

எண்	மூலகங்கள்	சக்திநாளம்	புள்ளி
1	நெருப்பு – நிலம்	இதய சக்திநாளம்	HT 7
2	நெருப்பு – நிலம்	சிறுகுடல் சக்திநாளம்	SI 8
3	நெருப்பு – நிலம்	இதய மேலுறை சக்திநாளம்	PC 7
4	நெருப்பு – நிலம்	மூவெப்ப மண்டல சக்திநாளம்	TE 10
5	நெருப்பு – நிலம்	மண்ணீரல் சக்திநாளம்	SP 2
6	நெருப்பு – நிலம்	இரைப்பை சக்திநாளம்	ST 41
7	நிலம் – காற்று	மண்ணீரல் சக்திநாளம்	SP 5
8	நிலம் – காற்று	இரைப்பை சக்திநாளம்	ST 45
9	நிலம் – காற்று	நுரையீரல் சக்திநாளம்	LU 9
10	நிலம் – காற்று	பெருங்குடல் சக்திநாளம்	LI 11
11	காற்று – நீர்	நுரையீரல் சக்திநாளம்	LU 5
12	காற்று – நீர்	பெருங்குடல் சக்திநாளம்	LI 2
13	காற்று – நீர்	சிறுநீரக சக்திநாளம்	KI 7
14	காற்று – நீர்	சிறுநீர்ப்பை சக்திநாளம்	BL 67
15	நீர் – மரம்	சிறுநீரக சக்திநாளம்	KI 1
16	நீர் – மரம்	சிறுநீர்ப்பை சக்திநாளம்	BL 65
17	நீர் – மரம்	கல்லீரல் சக்திநாளம்	LR 8
18	நீர் – மரம்	பித்தப்பை சக்திநாளம்	GB 43
19	மரம் – நெருப்பு	கல்லீரல் சக்திநாளம்	LR 2
20	மரம் – நெருப்பு	பித்தப்பை சக்திநாளம்	GB 38
21	நெருப்பு – மரம்	இதய சக்திநாளம்	HT 9
22	நெருப்பு – மரம்	சிறுகுடல் சக்திநாளம்	SI 3
23	நெருப்பு – மரம்	இதய மேலுறை சக்திநாளம்	PC 9
24	நெருப்பு – மரம்	மூவெப்ப மண்டல சக்திநாளம்	TE 3

சொந்தப்புள்ளியில் தேர்வு செய்யும்போது வரும் சந்தேகத்தைப் போலவே இங்கும் அதே சந்தேகம் வரலாம். இரண்டு மூலகங்களை இணைக்கும் புள்ளியில் சிகிச்சை அளிக்க வேண்டும் என்றால், அப்புள்ளிகளில் எந்தப் புள்ளியைத் தேர்வு செய்வது சிறந்தது? நிலத்தையும், காற்றையும் இணைக்கும் புள்ளிகள் நான்கு இடங்களில் அமைந்துள்ளது. இவற்றில் எது சரியான புள்ளி? நெருப்பு தொடர்பான புள்ளிகள் ஆறு இடங்களில் அமைந்திருக்கும். ஆறில் எதனைத் தேர்வு செய்வது? இதற்கும் அதே பதில்தான். இரண்டு மூலகங்களை இணைக்க வேண்டும் என்பதே நோக்கம். நிலத்திலிருந்து காற்றும், காற்றிலிருந்தும் நிலமும் நடைமுறையில் ஒரே விதமான பலன்களையே தருகின்றன. எனவே, இரண்டு மூலகங்களை இணைக்கும் தன்மையில் அமைந்துள்ள புள்ளிகளில் ஏதாவது ஒன்றைத் தேர்வு செய்யலாம்.

ஒரு மூலகத்தில் துடிப்பில்லாத நிலையில் சொந்தப்புள்ளியின் மூலம் சிகிச்சை அளிக்கலாம். அல்லது துடிப்பில்லாத மூலகத்தையும், அதன் தாய் மூலகத்தையும் இணைக்கும் புள்ளிகளில் ஒன்றில் சிகிச்சை அளிக்கலாம் என்று பார்த்தோம். இப்போது மூன்றாவது முறை.

துடிப்பற்ற மூலகத்தையும், அதனைக் கட்டுப்படுத்தும் மூலகத்தையும் இணைக்கும் புள்ளியைத் தேர்வு செய்யலாம். உதாரணமாக, மரம் மூலகத்தில் துடிப்பில்லை என்று வைத்துக் கொள்ளலாம். மரம் மூலகத்தை தேர்வு செய்து கொள்கிறோம். மரத்தைக் கட்டுப்படுத்தும் மூலகம் எது? என்று கண்டுபிடித்து விட்டால் இரண்டு மூலகங்களையும் இணைக்கும் புள்ளியை அடையாளம் காணலாம். மரத்தைக் கட்டுப்படுத்தும் மூலகம் - காற்று. இப்போது நாம் இணைக்க வேண்டிய மூலகங்கள் மரமும், காற்றும்.

மரத்தையும், காற்றையும் இணைக்கும் தன்மையோடு அமைந்துள்ள புள்ளிகள் மொத்தம் நான்கு. மரம் மூலக சக்தி நாளங்களான கல்லீரல், பித்தப்பை நாளங்களில் அமைந்துள்ள காற்றுப் புள்ளிகள் இரண்டு. காற்று மூலக சக்திநாளங்களான நுரையீரல், பெருங்குடல் நாளங்களில் அமைந்துள்ள மர மூலகப் புள்ளிகள் இரண்டு. ஆக, நான்கு புள்ளிகள் வருகின்றன. இவற்றில் ஏதாவது ஒரு புள்ளியில் சிகிச்சை அளிக்கலாம்.

ஒரு மூலகத்தையும், அதனைக் கட்டுப்படுத்தும் மூலகத்தையும் இணைக்கும் புள்ளிகளைப் பட்டியலிடலாம்.

எண்	மூலகங்கள்	சக்திநாளம்	புள்ளி
1	நெருப்பு – காற்று	இதய சக்திநாளம்	HT 4
2	நெருப்பு – காற்று	சிறுகுடல் சக்திநாளம்	SI 1
3	நெருப்பு – காற்று	இதய மேலுறை சக்திநாளம்	PC 5
4	நெருப்பு – காற்று	மூவெப்ப மண்டல சக்திநாளம்	TE 1
5	நெருப்பு – காற்று	நுரையீரல் சக்திநாளம்	LU 10
6	நெருப்பு – காற்று	பெருங்குடல் சக்திநாளம்	LI 5
7	காற்று – மரம்	நுரையீரல் சக்திநாளம்	LU 11
8	காற்று – மரம்	பெருங்குடல் சக்திநாளம்	LI 3
9	காற்று – மரம்	கல்லீரல் சக்திநாளம்	LR 4
10	காற்று – மரம்	பித்தப்பை சக்திநாளம்	GB 44
11	மரம் – நிலம்	கல்லீரல் சக்திநாளம்	LR 3
12	மரம் – நிலம்	பித்தப்பை சக்திநாளம்	GB 34
13	மரம் – நிலம்	மண்ணீரல் சக்திநாளம்	SP 1
14	மரம் – நிலம்	இரைப்பை சக்திநாளம்	ST 43
15	நிலம் – நீர்	மண்ணீரல் சக்திநாளம்	SP 9
16	நிலம் – நீர்	இரைப்பை சக்திநாளம்	ST 44
17	நிலம் – நீர்	சிறுநீரக சக்திநாளம்	KI 3
18	நிலம் – நீர்	சிறுநீர்ப்பை சக்திநாளம்	BL 40
19	நீர் – நெருப்பு	சிறுநீரக சக்திநாளம்	KI 2
20	நீர் – நெருப்பு	சிறுநீர்ப்பை சக்திநாளம்	BL 60
21	நீர் – நெருப்பு	இதய சக்திநாளம்	HT 3
22	நீர் – நெருப்பு	சிறுகுடல் சக்திநாளம்	SI 2
23	நீர் – நெருப்பு	இதய மேலுறை சக்திநாளம்	PC 3
24	நீர் – நெருப்பு	மூவெப்ப மண்டல சக்திநாளம்	TE 2

இதுவரை நாம் பார்த்தது ஒற்றை மூலகத்தில் துடிப்பில்லாமல் இருந்தால் எவ்வாறு புள்ளித் தேர்வு செய்வது? என்பதைத்தான். இதில் மூன்று முறைகள் இருப்பதால் சற்றே நீளமாகிவிட்டது. அடுத்தடுத்து நாம் பார்க்கபோகும் பல மூலகத் துடிப்பின்மை பற்றியவை எளிமையாக இருக்கும். வாருங்கள் தொடரலாம் ...

பல மூலக சமநிலைக் குலைவு

அடுத்ததாக, நாம் இரட்டை மூலகத்தின் சமநிலை குலைவுக்கான புள்ளித் தேர்வைப் பார்க்கலாம்.

ஏதாவது இரண்டு மூலகங்களின் நாடி மையங்களில் துடிப்பில்லாத நிலையை உறுதி செய்கிறோம். அந்த இரண்டு மூலகங்களை இணைக்கும் புள்ளியைத் தேர்வு செய்து சிகிச்சை அளித்தால் போதுமானது. உதாரணமாக, நிலமும், காற்றும் துடிப்பில்லாதவை என்றால், நிலத்தையும், காற்றையும் இணைக்கும் புள்ளிகளில் ஒன்றைத் தேர்வு செய்யலாம்.

இரண்டு மூலகங்களில் சமநிலையின்மை ஏற்படும் போதுதான் அவற்றின் துடிப்புகள் தெரியாத நிலை ஏற்படுகிறது. இரண்டு மூலகங்கள் ஏன் சமநிலை குலைகின்றன? இரண்டு காரணங்கள் உள்ளன. ஒன்று – ஆக்க எதிர்வினைச் சுற்று இன்னொன்று – கட்டுப்பாட்டு எதிர்வினைச் சுற்று. உதாரணமாக, நாம் ஏற்கனவே பார்த்த நிலமும் காற்றும் துடிப்பில்லாமல் இருக்கின்றன என்றால், அந்த இரண்டு மூலகங்களுக்கு இடையில் இருக்கும் தொடர்பினை நாம் யோசிக்க வேண்டும். நிலம் – காற்று. நிலத்தின் சேய்தான் காற்று. அப்படியானால் இது என்ன சுற்றாக இருக்கும்? ஆக்கச்சுற்றேதான்.

ஆக்கச்சுற்றின் படி நிலம் காற்றுக்கு ஆற்றல் அளிக்கிறது. அதில் ஏற்பட்ட எதிர்வினைச் சுற்றால் காற்று நிலத்தின் ஆற்றலை அதிகப்படியாக ஈர்க்கிறது. எனவே, இரண்டு மூலகங்களும் சமநிலையை இழந்துள்ளன. உடலின் இயல்பான ஆக்கச்சுற்றிலிருந்து மாறுபட்டு, இவை ஆக்க எதிர்வினைச் சுற்றுக்கு வந்து விட்டன. இப்போது இவை இரணடையும் இணைக்கக் கூடிய புள்ளியில் நாம் சிகிச்சை அளித்தால், வெளியில் இருந்து ஆற்றல் பெற்று இரண்டு மூலகங்களும் சமநிலை அடைந்து, மீண்டும் ஆக்கச்சுற்றுக்குத் திரும்பி விடும். நாம் செய்ய வேண்டியது எந்த இரண்டு மூலகங்களில் துடிப்பு

இல்லையோ அவற்றை இணைக்கும் புள்ளியைத் தேர்வு செய்ய வேண்டியதுதான்.

கட்டுப்பாட்டு எதிர்வினைச்சுற்றுக்கு ஒரு உதாரணம் பார்க்கலாம். காற்று, மரம் இரு மூலகங்களின் துடிப்புகள் இல்லையென்றால், அவற்றிற்கிடையில் இருக்கும் தொடர்பினை யோசியுங்கள். காற்று மரத்தைக் கட்டுப்படுத்துகிறது. அதாவது மரத்தின் மூதாய் காற்று. இது கட்டுப்பாட்டுச் சுற்றாகும். உடல் இயல்பாக கட்டுப்பாட்டுச் சுற்றில் இயங்கிக் கொண்டிருக்கும் போது, அதில் ஏற்பட்ட மாறுபாடுகளால் கட்டுப்பாட்டு எதிர்வினைச் சுற்றாக மாறுகிறது. அதாவது, காற்று மரத்தினைக் கட்டுப்படுத்த முயலும் போது, மரம் காற்றினை கட்டுப்படுத்த எதிர்வினையாக முயல்கிறது. எனவே, இரண்டு மூலகங்களும் சமநிலை இழந்து துடிப்பை இழக்கின்றன. இதைத்தான் நாம் நாடியில் பார்க்கிறோம்.

எந்த இரண்டு மூலகங்களின் துடிப்புகள் இல்லையோ அவற்றை இணைத்து, சிகிச்சை அளித்து விடலாம். அதே நேரம், அவற்றிற்கிடையேயான தொடர்பினைப் புரிந்து கொள்வதன் மூலம் அம்மூலகங்களிக்கிடையே என்ன நடந்தது என்பதை அறிந்து கொள்ளலாம்.

இதுதான் இரண்டு மூலகங்களில் துடிப்பின்மைக்கு புள்ளித்தேர்வு செய்யும் முறை. இரண்டு மூலகங்களை இணைக்கும் புள்ளிகளைப் பட்டியலிடலாம்.

எண்	மூலகங்கள்	இணைக்கும் புள்ளிகள்
1	நெருப்பு – மரம்	HT 9, PC 9, SI 3, TE 3
2	நெருப்பு – நிலம்	HT 7, PC 7, SI 8, TE 10
3	நெருப்பு – காற்று	HT 4, PC 5, SI 1, TE 1
4	நெருப்பு – நீர்	HT 3, PC 3, SI 2, TE 2
5	நிலம் – மரம்	SP 1, ST 43
6	நிலம் – நெருப்பு	SP 2, ST 41
7	நிலம் – காற்று	SP 5, ST 45
8	நிலம் – நீர்	SP 9, ST 44

9	காற்று – மரம்	LU 11, LI 13
10	காற்று – நெருப்பு	LU 10, LI 5
11	காற்று – நிலம்	LU 9, LI 11
12	காற்று – நீர்	LU 5, LI 2
13	நீர் – மரம்	KI 1, BL 65
14	நீர் – நெருப்பு	KI 2, BL 60
15	நீர் – நிலம்	KI 3, BL 40
16	நீர் – காற்று	KI 7, BL 67
17	மரம் – நெருப்பு	LR 2, GB 38
18	மரம் – நிலம்	LR 3, GB 34
19	மரம் – காற்று	LR 4, GB 44
20	மரம் – நீர்	LR 8, GB 43

இதிலுள்ள நாற்பத்தி எட்டுப் புள்ளிகளின் அமைவிடங்களையும் நினைவில் கொண்டால் அடுத்தடுத்து நாம் பார்க்கப்போகும் புள்ளித் தேர்வு முறையிலும் இவைகளேதான் பயன்படும். அக்குபங்சர் நோயறிதல் முறைகளில் நாம் சிகிச்சை அளிக்கப்போகும் மொத்தப் புள்ளிகளின் எண்ணிக்கை 65. அதில் 48 புள்ளிகள் இங்கு இருக்கின்றன. சொந்தப் புள்ளிகளாக இருப்பவை 12. ஆக, 60 புள்ளிகளைத்தான் நாம் மாற்றி, மாற்றி பட்டியல்களில் பயன்படுத்துகிறோம்.

மும்மூலகச் சமநிலைக் குலைவு

இதுவரை நாம் ஒற்றை மூலகத்தில் துடிப்பில்லாத நாடிக்கான புள்ளித்தேர்வு, இரட்டை மூலகத் துடிப்பின்மைக்கான புள்ளித்தேர்வு ஆகியவற்றைப் பார்த்திருக்கிறோம். புள்ளிகளின் பட்டியலைத் தவிர்த்து விட்டுப் பார்த்தால், இவை மிக எளிமையான முறைகள்தான். அடுத்ததாக, மும்மூலகங்களின் நாடி மையங்களில் துடிப்பு இல்லாதிருந்தால் எப்படி புள்ளியைத் தேர்வு செய்வது? என்று பார்க்கலாம்.

முதலில், துடிப்பில்லாத மூன்று மூலகங்களை நினைவில் கொள்ள வேண்டும். தொடர்ந்து, அவற்றை வரிசைப் படுத்திக் கொள்ள வேண்டும். வரிசைப் படுத்துவது என்றால் ஆக்கச்சுற்றின் அடிப்படையில் வரிசைப்படுத்துவதைக் குறிக்கும். அதன் பிறகு, மூலகங்களின் வரிசையைப் பொறுத்து அவை என்ன சுற்றில் வருகிறது? என்று கண்டுபிடிக்க வேண்டும். இதனை முதலில் விரிவாக விளங்கிக் கொள்ளலாம்.

உதாரணமாக, துடிப்பில்லாத மூன்று மூலகங்களாக நிலம், நெருப்பு, காற்று ஆகியவற்றை எடுத்துக் கொள்ளலாம். முதலில் இவற்றை ஆக்கச்சுற்று அடிப்படையில் வரிசைப்படுத்த முயல்வோம். வரிசைப்படுத்த முடிந்தால் அது ஆக்கச்சுற்று, வரிசைப்படுத்த முடியவில்லை எனில் அது கட்டுப்பாட்டுச் சுற்று.

நிலம் - நெருப்பு - காற்று - இவற்றை வரிசைப் படுத்தலாம்.

நெருப்பு - நிலம் - காற்று - என வரிசைப்படுத்த முடிகிறது. இது என்ன சுற்று? இது ஆக்கச்சுற்று என்பது புரிகிறதுதானே?

துடிப்பில்லாத மூலகங்கள் மூன்றும் இப்படி வரிசையாக அமைந்தால், அது ஆக்கச்சுற்று ஆகும். இப்போது எப்படி புள்ளித்தேர்வு செய்யலாம்? என்று பார்க்கலாம்.

சமநிலை குலைந்த மூலகங்கள் ஆக்கச்சுற்றாக இருக்குமானால் முதல் இரண்டு மூலகங்களுக்கு சிகிச்சை கொடுத்தால் போதுமானது. எனவே, முதல் இரண்டு மூலகங்களை இணைக்கும் புள்ளியில் சிகிச்சை அளிக்கலாம்.

இரண்டு மூலகங்களுக்கு சிகிச்சை அளித்தால் மூன்றாவது மூலகம் எப்படி சரியாகும்? நாம் நெருப்பிற்கும், நிலத்திற்கும் சிகிச்சை அளிக்கும் போது அவை பிரபஞ்சத்திலிருந்து ஆற்றல் பெறுகின்றன. சமநிலை குலைந்த மூன்று மூலகங்களில் இரண்டு மூலகங்கள் ஆற்றல் பெற்று விடும் போது, எஞ்சியிருக்கும் ஒரு மூலகம் இவற்றோடு என்ன தொடர்பில் உள்ளது? என்று பாருங்கள். மிச்சமிருப்பது காற்று மூலகம். நெருப்பும், நிலமும் சரியாகி விடும் போது, காற்று தானே சரியாகும், எப்படி? காற்று மூலகத்தின் தாய் நிலம். மூதாய் நெருப்பு. இரண்டுமே ஆற்றல் பெற்று விடுவதால் காற்று தன் தாய் மூலகத்திலிருந்து ஆற்றல் பெற்று சரியாகி விடும்.

நெருப்பு – நிலம் – காற்று இவற்றில் நெருப்பு, நிலம் ஆகியவற்றுக்கு சிகிச்சை கொடுத்தால் காற்று தானே வந்து விடும் என்று பார்த்தோம் . இப்படி இல்லாமல், நிலத்திற்கும் – கற்றிற்கும் சிகிச்சை கொடுத்தால் என்ன ஆகும்? அவை இரண்டும் சரியாகி விட வாய்ப்புண்டு. ஆனால், நெருப்பு மூலகம் சரியாக வழியில்லை. சிகிச்சைக்கான புள்ளியைத் தேர்வு செய்யும் போது மூன்றிற்கும் பொருந்துவது போல இருக்க வேண்டும் .அதுதான் சரியான புள்ளித்தேர்வு.

ஆக்கச்சுற்று அடிப்படையில் மும்மூலகங்கள் சமநிலையை இழந்திருந்தால், முதல் இரண்டு மூலகங்களை இணைக்கும் புள்ளியைத் தேர்வு செய்யலாம். மூன்றாவது மூலகம் தானே ஆற்றல் பெற்று சரியாகி விடும்.

ஆக்கச்சுற்றின் அடிப்படையில் மும்மூலக துடிப்பின்மை எந்தெந்த மூலகங்களில் ஏற்படும் என்றும், அவற்றிற்கான சிகிச்சை தேவையான மூலகங்கள் எவை என்பதையும் பட்டியலிடலாம்.

எண்	துடிப்பற்ற மூலகங்கள்	சிகிச்சைக்கான மூலகங்கள	சிகிச்சைக்கான புள்ளிகள் (ஏதாவது ஒன்று)
1	நெருப்பு – நிலம் – காற்று	நெருப்பு- நிலம்	HT 7, PC 7, SI 8, TE 10, SP 2, ST 41
2	நிலம் – காற்று – நீர்	நிலம் – காற்று	SP 5, ST 45, LU 9, LI 11
3	காற்று – நீர் – மரம்	காற்று – நீர்	LU 5, LI 2, KI 7, BL 67
4	நீர் – மரம் – நெருப்பு	நீர் – மரம்	KI 1, BL 65, LR 8, GB 43
5	மரம் – நெருப்பு – நிலம்	மரம் - நெருப்பு	HT 9, PC 9, SI 3, TE 3, LR 2, GB 38

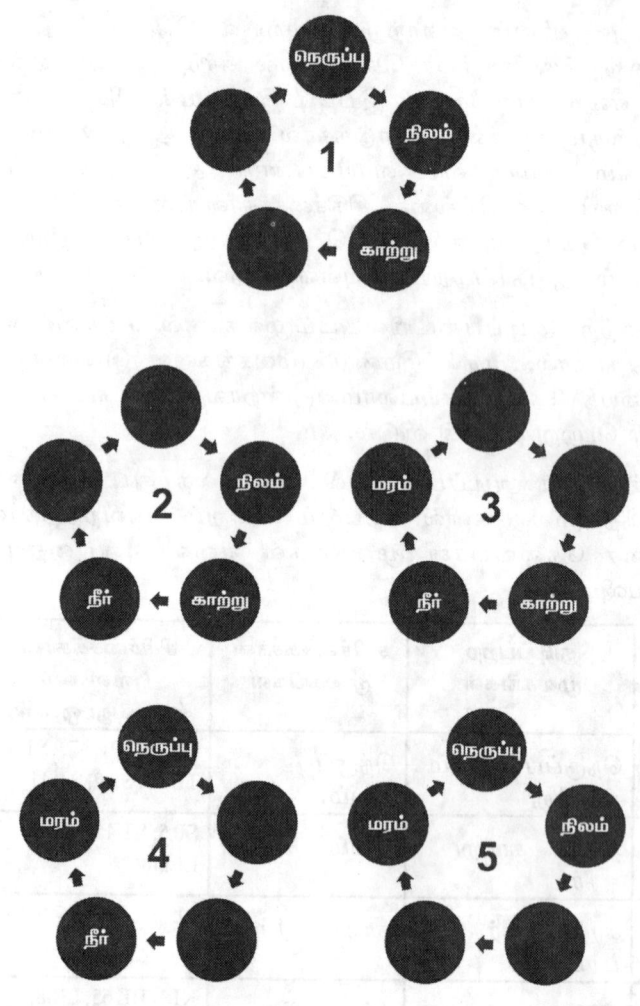

மும்மூலகத் துடிப்பின்மையில் ஆக்கச்சுற்று அல்லாமல் கட்டுப்பாட்டுச் சுற்றிலும் மூலகங்கள் வரலாம். அவற்றுக்கு எவ்வாறு புள்ளியைத் தேர்வு செய்வது? என்று பார்க்கலாம்.

உதாரணமாக, நெருப்பு – காற்று – நீர் ஆகியவற்றில் துடிப்பில்லை என்று எடுத்துக் கொள்ளலாம். முதலில் இவற்றை வரிசைப்படுத்த முயலவேண்டும்.

நெருப்பு – காற்று – நீர்
காற்று – நீர் – நெருப்பு
நீர் – நெருப்பு – காற்று

எப்படி வரிசைப்படுத்தினாலும் மூன்றும் வரிசையாக மாறவில்லை. ஏதாவது இரண்டு மூலகங்கள் வரிசையாகவும், ஒரு மூலகம் தனியாகவுமே நிற்கிறது. இப்படி இருந்தால், அது கட்டுப்பாட்டுச் சுற்று என முடிவு செய்து கொள்ள வேண்டும். இவ்வாறு கட்டுப்பாட்டுச் சுற்றாக இருந்தால் எவ்வாறு புள்ளியைத் தேர்வு செய்யலாம்?

நெருப்பு – காற்று – நீர் – இவற்றில் தாய், சேயாக இருக்கும் இரு மூலகங்களை நம்மால் கண்டுபிடித்து விட முடிகிறது அல்லவா? காற்றும், நீரும் தாய் சேயாக இருக்கின்றன. நாம் ஏற்கனவே பார்த்தோம் தாய் மூலகம் ஆற்றல் அளிக்காவிட்டால் சேய் மூலகத்திற்கு ஆற்றல் கிடைக்காமல் போகும். அதே போல, தாய் மூலகம் சரியாகி ஆற்றல் பெற்று விட்டால், அது சேய் மூலகத்தோடு ஆற்றலைப் பகிர்ந்து கொள்ளும். எனவே, எங்கெல்லாம் தாய் – சேய் மூலகங்கள் சமநிலை குலைந்து காணப்படுகிறதோ, அங்கெல்லாம் தாய் மூலகத்திற்கு மட்டும் சிகிச்சை அளித்தால் போதும். சேய் மூலகம் தானே சரியாகி விடும்.

நெருப்பு – காற்று – நீர் இவற்றில் ஒரே ஒரு சேய் மூலகம் இருக்கிறது. அது நீர். நீர் மூலகத்திற்கு சிகிச்சையளிக்க வேண்டியதில்லை. அதன் தாய் மூலகமான காற்று மூலகத்திற்கு சிகிச்சை அளித்தால் போதுமானது. மீதமிருக்கும் நெருப்பு மூலகத்தையும் இணைத்துக் கொண்டு காற்று – நெருப்பு ஆகிய மூலகங்களுக்கு சிகிச்சை அளிக்கலாம்.

இம்மூலகங்களுக்கு இடையே என்ன நடந்திருக்கிறது? நெருப்பு – காற்று இரு மூலகங்களும் கட்டுப்பாட்டுச் சுற்றினைச் சேர்ந்தவை. நெருப்பு காற்றினைக் கட்டுப்படுத்த வேண்டும். ஆனால், இங்கு இரண்டு மூலகங்களுமே சமநிலை குலைந்து இருப்பதால், இவை இரண்டும் கட்டுப்பாட்டு எதிர்வினைச் சுற்றின் படி, ஒன்றை ஒன்று கட்டுப்படுத்த முயன்றிருக்கின்றன. எனவே, நெருப்பும், காற்றும் தம் சமநிலையை இழந்து விட்டன. காற்றின் சமநிலை இழப்பால், அதன் சேய் மூலகமும் பாதிக்கப்பட்டிருக்கிறது. இப்போது நாம் நெருப்பிற்கும்,

காற்றிற்கும் சிகிச்சை அளிப்பதால், நீர் மூலகம் காற்றிலிருந்து ஆற்றல் பெற்று சரியாகிறது.

கட்டுப்பாட்டுச்சுற்றின் அடிப்படையில் மும்மூலக துடிப்பின்மை எந்தெந்த மூலகங்களில் ஏற்படும் என்றும், அவற்றிற்கான சிகிச்சை தேவையான மூலகங்கள் எவை என்பதையும் பட்டியலிடலாம்.

எண்	துடிப்பற்ற மூலகங்கள்	சிகிச்சைக்கான மூலகங்கள்	சிகிச்சைக்கான புள்ளிகள் (ஏதாவது ஒன்று)
1	நெருப்பு – காற்று - நீர்	நெருப்பு - காற்று	HT 4, PC 5, SI 1, TE 1, LU 10, LI 5
2	காற்று – மரம் – நெருப்பு	காற்று – மரம்	LU 11, LI 3, LR 4, GB 44
3	மரம் – நிலம் – காற்று	மரம் – நிலம்	LR 3, GB 34, SP 1, ST 43
4	நிலம் – நீர் – மரம்	நிலம் – நீர்	SP 9, ST 44, KI 3, BL 40
5	நீர் – நெருப்பு – நிலம்	நீர் – நெருப்பு	KI 2, BL 60, HT 3, PC 3, SI 2, TE 2

மூன்று மூலகங்களில் சமநிலைக் குலைவு ஏற்பட்டிருந்தால் மேற்கண்ட இரு பிரிவுகளின் அடிப்படையில் புள்ளியைத் தேர்வு செய்து சிகிச்சையளிக்கலாம்.

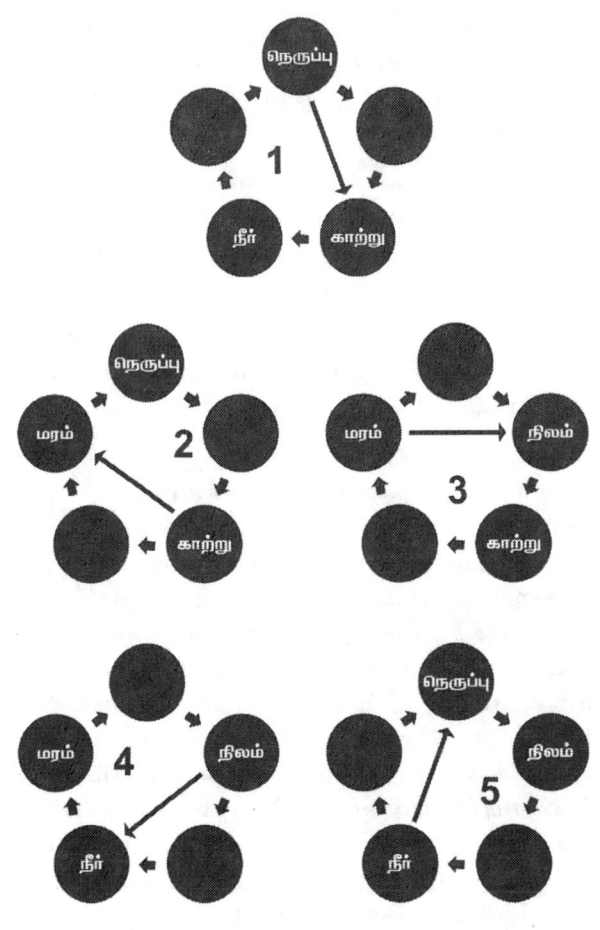

நான்கு மூலகச் சமநிலைக்குலைவு

புள்ளித் தேர்வு முறையிலேயே மும்மூலகச் சமநிலைக் குலைவு மட்டும்தான் ஆழமாகச் சிந்தித்து, தேர்வு செய்ய வேண்டியதிருக்கும். அதனை எளிமையாக, வேகமாகச் செய்யப் பழகி விட்டால் மற்ற மூலகத் தேர்வுகள் எளிமையானவையாகவே இருக்கும். இதுவரை நாம் ஒன்று முதல் மூன்று மூலகங்கள் சமநிலைக் குலைவு அடைந்திருந்தால்

எவ்வாறு புள்ளியைத் தேர்வு செய்வது என்பதை விரிவாகப் பார்த்துள்ளோம். அடுத்ததாக, நாடி பார்க்கும் போது நான்கு நாடி மையங்களில் துடிப்பு இல்லையென்றால் என்ன செய்வது என்பதைப் பார்க்கலாம்.

துடிப்பில்லாத மூலகங்களை நினைவில் வைத்துக் கொண்டு, முதலில் அவற்றை வரிசைப் படுத்த வேண்டும். உதாரணமாக, நிலம், நீர், காற்று, மரம் என்று வைத்துக் கொள்ளலாம். இவற்றை வரிசைப் படுத்த முயலுங்கள்.

நிலம் - காற்று - நீர் - மரம் என வரிசைப் படுத்தலாம். எந்த நான்கு மூலகங்கள் என்றாலும் இப்படி வரிசையாக வரும்படி அமைத்துக் கொள்ளுங்கள்.

எவ்வாறு புள்ளியைத் தேர்வு செய்வது? இம்மூலக வரிசையை ஆக்கச்சுற்றாகக் கருதலாம். ஆக்கச்சுற்றின் படி நிலம் காற்றுக்கும், காற்று நீருக்கும், நீர் மரத்திற்கும் ஆற்றலை வழங்க வேண்டும். ஆனால், இங்கு நான்கு மூலகங்களும் சமநிலை குலைந்து துடிப்பு காணாமல் போயிருக்கிறது. நிலம் காற்றுக்கு அளிக்க வேண்டிய ஆற்றலை அளிக்கவில்லை. அதன் விளைவாக காற்று நீருக்கும், நீர் மரத்திற்கும் ஆற்றலைப் பரிமாறவில்லை. இதில் முதல் மூலகத்திற்கு சிகிச்சை கொடுத்தால் அதிலிருந்து மற்ற மூலகங்களுக்கு ஆற்றல் படிப்படியாகச் சென்று விடும். ஆனால், நம்மால் ஒரே நேரத்தில் ஒரே புள்ளியின் மூலம் இரு மூலகங்களுக்குச் சிகிச்சை அளிக்க முடியும். எனவே, நாம் வரிசைப் படுத்திக் கொண்ட மூலகங்களில் முதல் இரண்டு மூலகங்களுக்குச் சிகிச்சை அளிக்கும் புள்ளியைத் தேர்வு செய்யலாம்.

இதே விஷயத்தை இன்னொரு அணுகுமுறையின் மூலமும் மேற்கொள்ளலாம். நாடி பார்த்து முடித்தவுடன், எந்தெந்த மூலகங்கள் இல்லை என முடிவு செய்வோம். பின்பு, அதனை வரிசைப் படுத்துவோம் அல்லவா? அதற்குப் பதிலாக, நான்கு மூலகங்கள் சமநிலைக் குலைந்திருக்கின்றன என்று தெரிந்தவுடன், துடிப்புள்ள ஒரே ஒரு மூலகத்தை நினைவு வைத்துக் கொள்ளுங்கள். மேலே நாம் பார்த்த உதாரணத்தில் நெருப்பு தவிர அனைத்து மூலகங்களும் சமநிலை குலைந்துள்ளதைப் பார்த்தோம். அதில் சரியாக உள்ள ஒரே மூலகம் - நெருப்பு மட்டும்தான். இதை வைத்து சரியான புள்ளியைத் தேர்வு செய்யலாம்.

எப்போதும் நாம் சிகிச்சைக்கு தேர்வு செய்யும் மூலகம் சமநிலை குலைந்ததாக இருக்க வேண்டுமே தவிர, சரியாக இருக்கும் மூலகத்திற்கு சிகிச்சை அளிக்கக் கூடாது என்பதை நினைவில் வைத்துக் கொள்ள வேண்டும். நாம் பார்த்த நாடிப் பரிசோதனையில் இருந்து நன்றாக உள்ள மூலகம் – நெருப்பு என்ற முடிவிற்கு வந்திருக்கிறோம். நன்றாக இருக்கும் மூலகத்திற்கு அடுத்தடுத்து அமைந்துள்ள இரு மூலகங்களுக்கு சிகிச்சை அளிக்கலாம். இங்கு நன்றாக இருக்கும் மூலகம் நெருப்பு என்றால், அதற்கு அடுத்தடுத்த மூலகங்கள் நிலமும், காற்றும். நாம் முன்பு தேர்வு செய்த மூலகங்களும், இவையும் ஒன்றாகவே வருகின்றன என்பதைக் கவனியுங்கள். இரண்டு வழிகளில் எது எளிமையாக இருக்கிறதோ அதனைப் பின்பற்றலாம்.

நான்கு மூலகச் சமநிலைக் குலைவு ஏற்பட சாத்தியமுள்ள மூலகங்களின் பட்டியலையும், அவற்றிற்கான சிகிச்சைப் புள்ளியையும் பட்டியலிடலாம்.

எண்	துடிப்பற்ற மூலகங்கள்	சிகிச்சைக்கான மூலகங்கள்	சிகிச்சைக்கான புள்ளிகள் (ஏதாவது ஒன்று)
1	நிலம் – காற்று – நீர் – மரம்	நிலம் – காற்று	SP 5, ST 45, LU 9, LI 11
2	காற்று – நீர் – மரம் - நெருப்பு	காற்று – நீர்	LU 5, LI 2, KI 7, BL 67
3	நீர் – மரம் – நெருப்பு – நிலம்	நீர் – மரம்	KI 1, BL 65, LR 8, GB 43
4	மரம் – நெருப்பு – நிலம் - காற்று	மரம் – நெருப்பு	LR 2, GB 38, HT 9, PC 9, SI 3, TE 3
5	நெருப்பு – நிலம் – காற்று - நீர்	நெருப்பு – நிலம்	HT 7, PC 7, SI 8, TE 10, SP 2, ST 41

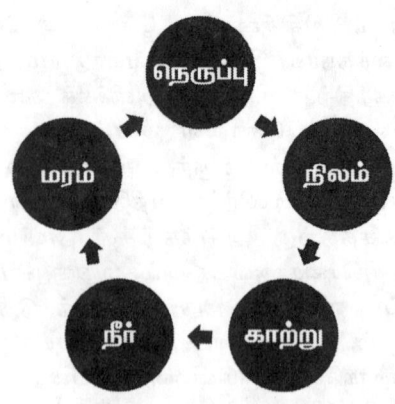

ஐந்து மூலகச் சமநிலைகுலைவு

நிறைவாக, ஐந்து மூலகங்களும் சமநிலை குலைந்து, நாடி மையங்களில் ஆறும் துடிப்பற்று இருந்தால் எவ்வாறு சிகிச்சை அளிக்கலாம் என்பதைப் பார்க்கலாம்.

ஐந்து மூலகங்களும் சமநிலை கெட்டுப் போயுள்ளதால் எந்தெந்த மூலகங்கள் என்று யோசிக்க வேண்டியதில்லை. நெருப்பு, நிலம், காற்று, நீர், மரம் ஆகிய ஐந்து மூலகங்களுமே சீர்கெட்டுள்ளன. இதனை ஆக்கச்சுற்று வரிசையின் படி முதல் இரண்டு மூலகங்களுக்கும் சிகிச்சை அளிக்கும் புள்ளியின் மூலம் சிகிச்சை அளிக்கலாம். நெருப்பையும், நிலத்தையும் இணைக்கும் கீழ்க்கண்ட புள்ளிகளில் ஏதாவது ஒன்றில் சிகிச்சை தரலாம்.

HT 7, PC 7, SI 2, TE 10, SP 2, ST 41

வேறு இரு முறைகளிலும் புள்ளித் தேர்வை மேற்கொள்ள முடியும்.

1. உடலின் அடிப்படை மூலகம் நிலம். நமது முறையற்ற உணவு முறையினால் நிலம் மூலகம் பாதிக்கப்பட்டு, படிப்படியாக அது எல்லா மூலகங்களின் சமநிலையையும் குலைத்திருக்கலாம். எனவே, உடலின் அடிப்படை மூலகமான நிலம் மூலகத்திற்கு தனியாக சிகிச்சை அளிக்கலாம். நில மூலகத்தின் சக்திநாளங்களில் அதன் சொந்தப் புள்ளியில் சிகிச்சை அளிப்பதற்கு பதிலாக, உடலில் உள்ள எல்லா குளிர்ச்சி சக்திநாளங்களும்

இணையும் சிறப்பு சக்திநாளமான இனவிருத்தி சக்திநாளத்தில் சிகிச்சை அளிக்கலாம். இனவிருத்தி சக்திநாளத்தில் அமைந்துள்ள நில மூலகப் புள்ளி (RN 13) யில் சிகிச்சை தர வேண்டும்.

இங்கு இன்னொரு விஷயத்தையும் குறிப்பிடலாம். ஒற்றை மூலகம் சமநிலையை இழந்திருக்கும் போது சொந்தப் புள்ளிகளில் சிகிச்சை அளிப்போம் அல்லவா? அதற்குப் பதிலாக இனவிருத்தி சக்திநாளத்தில் அமைந்துள்ள மூலகங்களின் புள்ளிகளில் தேவையான ஒன்றில் சிகிச்சை அளிக்கலாம்.

இனவிருத்தி சக்திநாளத்தில் அமைந்துள்ள மூலகப்புள்ளிகள்:

RN 5 – நெருப்பு மூலகம்

RN 6 – நீர் மூலகம்

RN 7 – மரம் மூலகம்

RN 9 – காற்று மூலகம்

RN 13 - நிலம் மூலகம்

2. இன்னொரு முறையில் சிகிச்சைக்கான புள்ளியைத் தேர்வு செய்யலாம். ஐந்து மூலகங்களும் சமநிலை குலைந்து காணப்படுகிறது என்றால் உடலின் மொத்த ஆற்றல் இயக்கமும் சரிவர இயங்கவில்லை என்று பொருள். பொதுவாக, உடலின் மொத்த ஆற்றலிலும் இப்படியான ஸ்தம்பிப்பு நிலை ஏற்படுவதற்கு உடற்கழிவுகள் தேங்கி, வெளியேற்ற முடியாத நிலையே காரணமாக இருக்க வாய்ப்புண்டு. இந்த அடிப்படையில் உடலின் மிக முக்கியமான கழிவு நீக்க உறுப்புகள் இரண்டு. ஒன்று – சிறுநீரகம் (நீர் மூலகம்) இன்னொன்று – ரசாயனங்களைச் சுத்திகரிக்கும் கல்லீரல் (மரம் மூலகம்). இந்த இரண்டு மூலகங்களையும் இணைக்கும் புள்ளியில் சிகிச்சை அளிப்பதன் மூலம் ஐந்து மூலகங்களும் படிப்படியாக இயல்புக்கு வந்து சேரும்.

நீரையும், மரத்தையும் இணைக்கும் புள்ளிகள்: KI 1, BL 65, LR 8, GB 43

இவ்வாறு ஐந்து மூலக சமநிலைக் குலைவிற்கு மூன்று வழிகளில் சிகிச்சைக்கான புள்ளியைத் தேர்வு செய்யலாம். உடலிலுள்ள ஐந்து மூலகங்களிலும் ஏற்படும் சமநிலைக் குலைவுகளை எப்படிக் கையாள்வது? என்பதை இதுவரை அறிந்து கொண்டுள்ளோம். இதன் அடிப்படையில் புள்ளியில் சிகிச்சை அளிக்கலாம்.

இப்படி சிகிச்சை அளிக்கும் போது, நாம் அளித்த சிகிச்சை சரியானதுதானா? என்பதை அறிந்து கொள்ள ஏதாவது வழி இருக்கிறதா? என்ற கேள்வி நமக்கு ஏற்படலாம். முதன்முதலாக நாடி கற்று, சிகிச்சை அளிக்கும் போது இந்த சந்தேகம் ஏற்படுவது நியாயமானதுதான். இதற்கும் நாடிப்பரிசோதனை மூலமே விடை தேடலாம். அதற்கும் முன்பாக சிகிச்சை அளிப்பது எவ்வாறு? என்பதை சுருக்கமாகப் பார்த்து விடலாம்.

சிகிச்சையும், நிறை நாடியும்

இதுவரை நாம் பார்த்த விஷயங்களை ஒருமுறை நினைவு படுத்திக் கொள்ளலாம்.

ஒரு ஹீலிக்கு இரு கைகளிலும் நாடிப் பரிசோதனை செய்கிறோம். ஆறு நாடி மையங்களில் எவற்றில் துடிப்பு இல்லை என்பதை கவனிக்கிறோம். அனைத்திலும் துடிப்பு இருந்தால், குறைவான துடிப்பு கொண்ட மூலகத்தினை துடிப்பற்ற மூலகமாக கணக்கில் கொள்கிறோம். இப்போது நம் நினைவில் துடிப்பற்ற மூலகங்கள் மட்டுமே நிற்க வேண்டும். இவற்றை வைத்து, ஒவ்வொரு மூலகச் சீர்குலைவிற்கும் எவ்வாறு புள்ளியைத் தேர்வு செய்வது என்பதைப் பார்த்தோம்.

- ஒரு மூலகச் சீர்குலைவாக இருந்தால் மூன்று வழிகளில் புள்ளித் தேர்வு செய்யலாம். சொந்தப் புள்ளி, அல்லது சீர்குலைந்த மூலகத்தையும் அதன் தாய் மூலகத்தையும் இணைக்கும் புள்ளி, அல்லது சீர்குலைந்த மூலகத்தையும் அதனைக் கட்டுப்படுத்தும் மூதாய் மூலகத்தையும் இணைக்கும் புள்ளி ஆகியவற்றில் ஏதாவது ஒன்றில் சிகிச்சை அளிக்கலாம்.

- இரண்டு மூலகங்களில் சமநிலைக் குலைவு ஏற்பட்டிருக்குமானால், அந்த இரண்டு மூலகங்களையும் இணைக்கும் புள்ளியில் சிகிச்சை அளிக்கலாம்.

- மூன்று மூலகங்களில் சமநிலைக் குலைவு ஏற்பட்டிருக்குமானால்,, இரண்டு வழிகளில் புள்ளியைத் தேர்வு செய்யலாம். மூன்று மூலகங்களும் ஆக்கச்சுற்றாக, வரிசையாக இருக்குமானால் முதல் இரண்டு மூலகங்களை இணைக்கும் புள்ளியில் சிகிச்சை அளிக்கலாம். மூன்று மூலகங்களும் வரிசையாக இல்லாமல் இருந்தால் அது கட்டுப்பாட்டுச் சுற்று. இதில் சேய் மூலகத்தை மட்டும்

விட்டு விட்டு, எஞ்சியுள்ள இரு மூலகங்களை இணைக்கும் புள்ளியில் சிகிச்சை அளிக்கலாம்.

* நான்கு மூலகங்களில் சமநிலைக் குலைவு ஏற்பட்டிருந்தால், அவற்றை வரிசைப் படுத்தி முதல் இரண்டு மூலகங்களை இணைக்கும் புள்ளியில் சிகிச்சை தரலாம்.

* ஐந்து மூலகங்களும் சமநிலையை இழந்திருந்தால் மூன்று வழிகளில் புள்ளியைத் தேர்வு செய்யலாம். நெருப்பும், நிலமும் இணையும் புள்ளியிலோ, அல்லது இனவிருத்தி சக்தி நாளத்திலுள்ள நிலப்புள்ளியிலோ அல்லது நீரையும், மரத்தையும் இணைக்கும் புள்ளிகளில் ஒன்றிலோ சிகிச்சை அளிக்கலாம்.

இப்போது சிகிச்சை அளிப்பது எவ்வாறு? என்று பார்க்கலாம்.

அக்குபங்சரில் சிகிச்சை என்ற சொல்லுக்கு தூண்டுதல் என்று பெயர். நாம் மூலகம் அறிந்து தேர்வு செய்த புள்ளியை எவ்வாறு தூண்டுவது? ஊசி மூலம் தூண்டலாம் அல்லது கை விரலால் தூண்டலாம்.

அரை அங்குல அக்குபங்சர் ஊசிகளே புள்ளித் தூண்டலுக்குப் போதுமானவை. ஊசியை நமது வலது கையின் பெருவிரல் மற்றும் ஆட்காட்டி விரல்களால் பிடித்துக் கொள்ள வேண்டும். நமது விரல்கள் ஊசியின் மேற்புறத்தில் அமைந்துள்ள செம்புக் கம்பிச்சுற்றின் மேல் அமைந்திருக்க வேண்டும். சிகிச்சையளிக்க வேண்டிய புள்ளி அமைந்திருக்கும் இடத்தைப் பார்த்த பிறகு, ஊசி பிடித்துள்ள வலது கையின் சுண்டு விரலை புள்ளியின் அருகில் படுக்கைவசமாக லேசாக ஊன்ற வேண்டும். சுண்டு விரல்களோடு இணைந்து மோதிர விரலும், ஆட்காட்டி விரலும் இருக்கலாம். இப்போது, புள்ளியின் மேல் ஊசியின் நுனிப்பகுதியால் தொட்டு, லேசாக அழுத்தி அரைச்சுற்று சுற்ற வேண்டும். ஊசியை வைப்பதும், அழுத்துவதும், சுற்றுவதும் அதி விரைவாக நடக்குமாறு பார்த்துக் கொள்ள வேண்டும்.

ஊசியை ஆழமாகக் குத்த வேண்டியதில்லை. தோலின் மேற்புறத்தின் மேல் புள்ளியின் மீது இருந்தால் போதுமானது. தூண்டும் போது புள்ளியின் மேல் ஊசி செங்குத்தாக நிற்க வேண்டும் என்ற அவசியமில்லை. புள்ளிகள் அமைந்திருக்கும் இடங்களுக்குத் தகுந்தவாறு ஊசி சரிந்தோ, நின்றோ இருக்கும். அதிகபட்சம் பத்து விநாடிகள் தூண்டல் போதுமானது. ஊசியைச்

செருகிய அதே விரல்களால் மெதுவாக எடுத்து விட வேண்டும். அவ்வாறு எடுக்கும் போது அரிதாக சிலருக்கு ரத்தம் வரலாம். அதற்காக அச்சப்பட வேண்டியதில்லை. சிறிய பஞ்சு உருண்டை கொண்டு அதனைத் துடைத்து விடலாம். ரத்தம் வருவதற்கும் – சிகிச்சையின் பலனுக்கும் எந்தவித தொடர்பும் இல்லை.

பல புள்ளி சிகிச்சையளிக்கும் நபர்கள் ஊசிகளை உடலின் ஆழத்தில் குத்துவதைப் பார்த்திருப்பீர்கள் அல்லது கேள்விப்பட்டிருப்பீர்கள். நாம் அவ்வளவு ஆழத்தில் குத்தவில்லை. தோலின் மேற்பகுதியில் லேசாகவே குத்தி, புள்ளியைத் தூண்டுகிறோம். ஆழமாகக் குத்த வேண்டிய அவசியமில்லை. ஏன் தெரியுமா? அக்குபங்சர் வரலாற்றைச் சரியாகப் படித்த எவருக்கும் ஆழத்தில் ஊசி குத்த வேண்டிய அவசியம் ஏற்படாது. ஏனெனில், அக்குபங்சர் தோன்றிய ஆயிரக்கணக்கான ஆண்டுகளுக்கு முன்பு ஊசியை வைத்து புள்ளிகளைத் தூண்டவில்லை. ஊசி என்பது உலோக காலத்திற்குப் பிறகுதான் புழக்கத்திற்கு வந்தது. ஆனால், அக்குபங்சர் மருத்துவம் உலோக காலத்திற்கும் முந்தியது. மருத்துவத்தின் ஆரம்பகாலத்தில் கற்களைக் கொண்டும், மரத்துண்டுகளைக் கொண்டும், எலும்புகளைக் கொண்டும் புள்ளிகளைத் தூண்டி சிகிச்சை அளித்ததாக அக்குபங்சர் வரலாறு ஆதாரங்களோடு கூறுகிறது.

கற்களை, மரத்துண்டுகளை வைத்து தோலின் ஆழத்தில் துளையிட்டு சிகிச்சை அளித்திருப்பார்களா? அல்லது தோலின் மேற்புறத்தில் சிகிச்சை அளித்திருப்பார்களா? இப்பொருட்களைக் கொண்டு, தோலின் ஆழத்தில் துளையிட முடியாது. அதே போல, ஊசி கண்டுபிடிக்கப்படாத காலத்தில் ஒரு வகை மூலிகைச் செடியைக் காய வைத்து, அதனை நெருப்பால் எரிய வைத்து, அதிலிருந்து வரும் வெப்பத்தால் புள்ளியைத் தூண்டியிருக்கிறார்கள். எனவே, அக்குபங்சர் புள்ளிகளின் அமைவிடம் தோலின் மேற்புறமே அன்றி, இன்று கூறப்படுவது போல தோலின் அடியாழத்தில் அல்ல. அதனால் நாம் தோலின் மேற்புறத்தில் சிகிச்சை அளிப்பதே சரியானது.

ஊசி மூலம் எவ்வாறு தூண்டுவது? என்பதைப் பார்த்து விட்டோம். அடுத்ததாக, தொடுதல் மூலம் புள்ளியை எப்படித் தூண்டலாம்? என்பதை அறியலாம்.

வலது கை ஆட்காட்டி விரலின் நுனிப்பகுதியே புள்ளியைத் தூண்டுவதற்குப் பயன்படும் பகுதியாகும். சிகிச்சை தர வேண்டிய புள்ளியின் மேல் ஆட்காட்டி விரலின் நுனிப்பகுதியை லேசாகப் படும்படி வைக்க வேண்டும். ஒரு சில விநாடிகளில் விரலை எடுத்து விடலாம். நம் விரல் நுனியும், புள்ளியும் சந்திக்கும் இடத்தில் சில மென்மையான உணர்வுகளை நம்மால் உணர முடியும். அவ்வுணர்வு சில விநாடிகளில் தானே மறைந்து விடும். இதுவே சிகிச்சைக்கான நேரமாகும். துவக்கநிலையில் சிகிச்சையளிப்பவர்களுக்கு இவ்வுணர்வு தெரிந்தாக வேண்டிய அவசியமில்லை. நமது விரல் நுனிப்பகுதியின் அறியும் உணர்வு படிப்படியாக மேலோங்கி, பின்பு தெரிய ஆரம்பிக்கலாம். அப்படி தெரியாமலே இருந்தாலும், அதற்கும் சிகிச்சையின் பலனுக்கும் எவ்விதத் தொடர்பும் இல்லை. அதே போல, ஊசி மூலம் தூண்டும் போதோ அல்லது தொட்டு தூண்டும் போதோ சில உணர்வுகளை ஹீலியும் உணர வாய்ப்புண்டு. அது அவருடைய உணரும்தன்மை, உடல்நிலையைப் பொறுத்து மாறுபடும். எல்லாருக்கும் இந்த உணர்வு எழுந்தே ஆக வேண்டும் என்ற கட்டாயமில்லை.

சிகிச்சையளிக்கும் போது புள்ளியை அழுத்த வேண்டிய அவசியமில்லை. ஒரு புள்ளிக்கு மேல் சிகிச்சையளிக்கவும் வேண்டியதில்லை. புள்ளித் தேர்வின் போதே எந்தப் புள்ளியில் சிகிச்சையளிக்கப் போகிறோம் என்பதில் உறுதியான முடிவை எட்ட வேண்டும். அதன்பிறகு, குழப்பிக் கொள்ளக் கூடாது. சிகிச்சையளிக்கும் போது எந்தக் குழப்பமும் இன்றி புள்ளியைத் தூண்ட வேண்டும். வேறு சிந்தனைகள் எதுவும் அவசியமில்லை. ஹீலி விரைவில் உடல் தொந்தரவுகளில் இருந்து விடுபட வேண்டும் என்று உள்ளன்போடு விரும்பியவாறே சிகிச்சை அளியுங்கள்.

நாடி பார்ப்பதையும், புள்ளித்தேர்வையும், சிகிச்சை அளிக்கும் விதத்தையும் கற்றுக் கொண்டோம். துவக்கத்தில் நாடி பார்க்க ஆரம்பிக்கும் போது, நாம் பார்க்கும் மூலகம் சரியானதுதானா? என்ற சந்தேகம் சிலருக்கும் எழலாம். சிகிச்சையின் பலனைக் கண்கூடாகக் காணும் போது அது படிப்படியாக தானே நீங்கி விடும். நாம் நாடியில் பார்ப்பது அதன் தன்மையையோ, வேறு விஷயங்களையோ அல்ல. துடிப்பு இருக்கிறதா? இல்லையா?

என்பதை மட்டும்தான். சாதாரணமாகப் பார்த்தாலே போதும். . இதில் எந்த சந்தேகமும் எழாது.

சந்தேகம் எழுந்தாலும், எழாவிட்டாலும் நீங்கள் பார்த்த நாடியும், தேர்வு செய்த புள்ளியும், சிகிச்சையும் சரியானதுதானா? என்று உறுதி செய்து கொள்ள இன்னொரு வாய்ப்பு இருக்கிறது. அதுதான் நிறைநாடியை உணர்தல்.

நாம் ஒருவருக்கு நாடி பார்க்கும் போது, எந்தெந்த மூலகங்களில் துடிப்பு இல்லை என்று அறிந்து கொள்கிறோம். பின்பு, புள்ளியைத்தேர்வு செய்து சிகிச்சை அளிக்கிறோம். இப்போது மறுபடியும் நாடி பாருங்கள். நிறைநாடியை உணர முடியும். அது என்ன நிறை நாடி?

நாம் முதலில் பார்த்த போது எந்த மூலகங்களில் துடிப்பு இல்லையோ, அதே மூலகங்களின் நாடி மையங்களில் சிகிச்சைக்குப் பிறகு துடிப்பு வந்து விடும். அதை உணர்வதுதான் நிறைநாடி. நாம் கொடுத்த சிகிச்சையின் பலனாக, மூலகங்களுக்குள் ஆற்றல் சமநிலை ஏற்பட்டு விட்டது என்பதை நிறை நாடி நமக்கு அறிவிக்கிறது. சில விநாடிகள் நீடிக்கும் இந்த நிறை நாடியைப் பார்த்து நாம் கொடுத்த சிகிச்சை சரியானதுதான் என்று உறுதி செய்து கொள்ளலாம்.

நாம் முதலிலேயே பார்த்தோம்... நாடியின் மூலம் நாம் பார்ப்பது உடலின் நோய்களையோ, உறுப்புகளின் நேரடி நிலையையோ அல்ல. மூலகங்களின் ஆற்றல் தேவையை. இப்போது, இந்த நிமிடத்தில் எந்த மூலகத்திற்கு ஆற்றல் தேவைப்படுகிறது? என்பதைத்தான் நாடியில் பார்த்து, சிகிச்சை அளிக்கிறோம். உடனடியாக, ஆற்றல் பெற்ற மூலகம் நிறைநாடியின் மூலம் நமக்கு அறிவிக்கிறது. உடலின் இயல்புப்படி மறுபடியும் ஆற்றல் செலவினைத் துவங்குகிறது. பிரபஞ்சத்திலிருந்து ஆற்றலைத் தொடர்ந்து பெறுகிறது. எனவே, நிறைநாடி தெரிந்த சில விநாடிகளில் மறுபடியும் மூலக ஆற்றல் தேவையை அறிவிக்கும் நாடி வந்து விடும்.

நாம் எப்போது நாடி பார்த்தாலும் நாடியின் மூலம் உடலுக்கு ஆற்றல் தேவை ஏற்பட்டுக் கொண்டே இருப்பதை அறியலாம். ஏனெனில் அதுதான் உடலின் இயல்பு. பிரபஞ்ச ஆற்றலை அக்குபங்சர் புள்ளிகளின் வழியே கிரகிப்பதும், உடலுக்கு அதனை செலவு செய்வதும் தொடர் நிகழ்வு. நாம் எந்த விதமான

புறச் செயல்களில் ஈடுபடுகிறோம் என்பதைப் பொறுத்து ஆற்றல் செலவு மாறுபடும். அதே போல, உள்ளுறுப்புகளில் கழிவு தேங்கியுள்ள ஒருவருக்கு ஆற்றல் தேவை அதிகமாக இருக்கும். எனவே, நாம் ஒரு விஷயத்தை புரிந்து கொள்ள வேண்டும். புறச் செயல்களாலோ, அல்லது அகச் செயல்களாலோ உடலுக்கு ஆற்றல் தேவை இருந்து கொண்டே இருக்கும். அதனால் நாம் யாருக்கு நாடி பார்த்தாலும் துடிப்பு ஆற்றல் தேவையை அறிவித்துக் கொண்டே இருக்கும்.

ஆற்றல் தேவை இருந்து கொண்டே இருப்பதால் எல்லாரும் நோயாளிகள் என்று முடிவு செய்து விடக்கூடாது. உலகிலுள்ள எல்லா உயிரினங்களுக்கும் ஆற்றல் தேவை என்பது நிரந்தரமானது. ஆற்றலின் தேவை நின்று விட்டால் அதுதான் இறப்பு. எனவே, உயிருள்ள, இயக்கமுள்ள எல்லா மனிதர்களுக்கும் நாடி பார்க்கும் போது மூலகத்தின் தேவை பிரதிபலித்துக் கொண்டே இருக்கும் என்பதுதான் அக்குபங்சர் மூலக நாடிக் கோட்பாடு. நிறை நாடி என்பது நிரந்தரமான நாடி அல்ல. மூலகத்தின் தேவை நிறைவடைந்த விநாடிகளில் மட்டும் தோன்றி மறையும் நாடி ஆகும். இதனைத்தான் நாம் உறுதி செய்து கொள்வதற்காகப் பயன்படுத்திக் கொள்கிறோம்.

இன்னொரு முக்கியமான விஷயத்தை நாம் கவனத்தில் கொள்ள வேண்டும். அக்குபங்சர் நாடிக் கோட்பாட்டின் அடிப்படையில் ஆரோக்கியமான, நிலையான நாடி என்பதே கிடையாது. ஒரு மனிதரின் நாடியைப் பார்த்து விட்டு அவர் ஆரோக்கியமாக இருக்கிறார் என்பதைச் சொல்லி விட முடியாது. ஏனெனில், நாம் பார்ப்பது உடலின் ஆற்றல் சமநிலையை அறிவிக்கும் நாடியைத்தான். அது எப்போதும் தன் தேவையை வெளிப்படுத்திக் கொண்டே இருக்கும்.

பொதுவாக, நாடிப்பரிசோதனை குறித்த எதிர்பார்ப்புகளில் தான் ஆரோக்கியமாக இருக்கிறோமா? என்பதுதான் அனைவரின் கேள்வியாகவும் இருக்கும். நமது நாடியின் மூலம் இதற்கு விடையளிக்க இயலாது. அதனை ஒவ்வொருவரும் தன் உடல் உணர்வுகளில் இருந்துதான் உணர முடியும். எனவே, நாம் நாடியைப் பார்த்து விட்டு நீங்கள் ஆரோக்கியமாக இருக்கிறீர்கள் என்றோ, குறிப்பிட்ட நோய் உங்களுக்கு வந்து விட்டது என்றோ சொல்லக் கூடாது. ஏனெனில், நாம் நாடியில் பார்ப்பது

ஒட்டுமொத்த உடலின் ஆற்றல் சமநிலையை. இதனை மட்டும் வைத்து நேரடியாக நோய்களின் பட்டியலை அளிக்க முடியாது.

நோய்களையும் சொல்ல முடியாது, ஆரோக்கியத்தையும் சொல்ல முடியாது என்றால் அக்குபங்சர் நாடிப்பரிசோதனை செய்வது எதற்காக? உடலின் ஆற்றல் தேவையை சரியாக உணர்ந்து, புள்ளியைத் தூண்டி சிகிச்சை அளிப்பதற்காக. நமது சிகிச்சை அளிக்கும் கடமையை சரியாக நிறைவேற்றுவதில் நாடிப்பரிசோதனை மிக முக்கியமான பங்கினை வகிக்கிறது. எனவே, நாடி குறித்த கற்பனைகளையும், முன்முடிவுகளையும் கைவிட்டு முழுமையான சிகிச்சைக்கு பயன்படுத்துவோம். உடல் தன் இயல்புக்குத் திரும்ப உதவியாக இருப்போம்.

உலகின் ஒரு பகுதியில் எங்கோ பிறந்த நாடி ரகசியத்தை, இயற்கையின் கருணையால் இங்கு நாம் அறிந்து கொண்டிருக்கிறோம். கற்ற விஷயத்தை முழுமையாக அறிந்து கொண்டு, கடைபிடித்து அதன் பலன்களை இயற்கைக்கே சமர்ப்பிப்போம்.

அழிவற்ற, நிலையான இயற்கையின் நிழலில் செழுமையான மன, உடல் வளத்தோடு வாழப் பழகுவோம். பழகியதை பகிர்ந்தளிப்போம்.

நிறைவாக...

நம் முன்னோர்கள் கண்டுபிடித்து, பயன்படுத்திய ஒரு பாரம்பரிய ரகசியத்தை இப்போது அறிந்து கொண்டிருக்கிறோம். ரகசியம் கடந்து வந்த பாதையில் இயற்கையோடு இணைந்து பயணித்த பல மனிதர்களின் உழைப்பும், உள்ளன்பும் இதனை நம்மிடம் கொண்டுவந்து சேர்த்திருக்கிறது. நாமும் இதனை முழுமையாகப் பயன்படுத்துவோம்.

அக்குபங்சர் மருத்துவம் பற்றி முழுமையாக அறியாமல் நாடிப் பரிசோதனையைக் கற்கும் ஆர்வத்தில் சிலர் இந்நூலை வாசித்திருக்கலாம். அவர்களுக்கு நாடிப் பரிசோதனை மட்டும் தெரிந்து கொள்வதால் பயன் கிடைக்காது. அக்குபங்சர் தத்துவங்களையும், ஒருங்கிணைந்த உடலியலையும், புள்ளிகளின் அமைவிடங்களையும் அறிந்து கொள்ளும் போதுதான் நாடியின் பலன் முழுமையாகக் கிடைக்கும். அதே போல, பல புள்ளி சிகிச்சை செய்து கொண்டிருக்கும் பல அக்குபங்சரிஸ்ட்டுகளும் இந்நூலை வாசித்திருக்கலாம். ஒரு புள்ளி சிகிச்சை என்பது வெறும் கணக்குகளால் செய்யப்படும் ஒரு தொழிநுட்பம் அல்ல. அது தத்துவத்தின் பயன் என்பதை அறிந்து கொள்வதற்காக கீழுள்ள விஷயங்களில் முழுமையான புரிதலை வளர்த்துக் கொள்ளுங்கள்.

கீழே கொடுக்கப்பட்டுள்ள நூல்களையும், காணொளிகளையும் பயன்படுத்தி தத்துவத்தில் தெளிவுபெற்று, நல்ல சிகிச்சையாளராக மனநிறைவு அடையுங்கள்.

உள்ளடக்கம்	வாசிக்க வேண்டிய நூல்
அக்குபங்சர் தத்துவங்கள், வரலாறு, புள்ளிகளின் அமைவிடங்கள்	இந்திய அக்குபங்சர்
ஒருங்கிணைந்த உடலியல், கழிவு நீக்கத் தத்துவம்	நோய்களிலிருந்து விடுதலை
நவீன பரிசோதனை முறைகள் குறித்து...	மருத்துவ ஆய்வுக்கூடங்களில் நடப்பது என்ன?
கேட்டறிதல்	உடல்நலம் உங்கள் கையில்
அக்குபங்சர் சட்டங்கள்	அக்குபங்சர் சட்டம் சொல்வதென்ன?
கிருமிகள்	கிருமிகள் உலகில் மனிதர்கள்
மனம்	மனமென்னும் மாமருந்து
உடலின் அடிப்படை இயக்கம்	அடிப்படை உடலியல்

காணொளி இணைப்புகள்:

அக்குபங்சர் புள்ளிகளின் அமைவிடங்கள்

https://www.youtube.com/watch?v=cXoOMWXbiTo&list=PLvxyp2rfyr_y-qR67aTlMoZkRq6fr-gPQ

ஒருங்கிணைந்த உடலியல்

https://www.youtube.com/watch?v=3GF7soNbfbQ

மருத்துவம் தொடர்பான பிற காணொளிகள்

https://www.youtube.com/channel/UC8ojLjkEZDjw_k3-EVV11QA

மூலகப்புள்ளிகளின் பட்டியல்

அக்குபங்சர் புள்ளிகளில் மூலகப்புள்ளிகள் அறுபத்தைந்தின் பட்டியலும் கீழே தரப்படுகிறது.

சக்திநாளம்	நெருப்பு	நிலம்	காற்று	நீர்	மரம்
HT	8	7	4	3	9
SI	5	8	1	2	3
PC	8	7	5	3	9
TE	6	10	1	2	3
SP	2	3	5	9	1
ST	41	36	45	44	43
LU	10	9	8	5	11
LI	5	11	1	2	3
KI	2	3	7	10	1
BL	60	40	67	66	65
LR	2	3	4	8	1
GB	38	34	44	43	41
RN	5	13	9	6	7

துணை நூல்கள்

1. எப்படிக் கற்றோம்? (கட்டுரைத் தொடர்), டாக்டர் சகோதரர்கள், ஹெல்த் டைம், 1999 – 2002
2. உலக சுகாதார நிறுவனத்தின் பாரம்பரிய மருத்துவங்களுக்கான வியூகம் (2014–2023)
3. மரபுமுறை அக்குபங்சர் (நூல்), முதல் பதிப்பு ஜூலை 2006, அ.உமர் பாரூக், மரபுமுறை அக்குபங்சர் கவுன்சில்,
4. அக்குபங்சர் பயன்பாட்டியல் (பாடநூல்), முதல் பதிப்பு 2014, தமிழ்ப் பல்கலைக்கழகம், புத்துயிர் பதிப்பகம்
5. அக்குபங்சர் / அக்குபிரஷர் சிகிச்சை முறைகள் (பாடநூல்), முதல் பதிப்பு 2016, தமிழ்நாடு திறந்தநிலைப் பல்கலைக்கழகம்
6. Acupuncture takes stab at UNESCO list (Article), China Today 12.11.2010, Shan Juan
7. Voluntary Approval Declaration (Letter), Nov.10, 2010, Cheng Xinnong, China Association of Acupuncture and Moxibustion
8. Voluntary Approval Declaration (Letter), Nov.10, 2010, He Puren, China Association of Acupuncture and Moxibustion
9. Voluntary Approval Declarations (Document), Dec.01, 2010, Government of P.R.China
10. Clinical Acupuncture (Book), 25th Edition 2014, Anton Jayasuriya,B.Jain Publishers
11. Reston Helped Open a door to Acupuncture (Article), Dec.14, 1995, Archives, The New York Times
12. Now About My operation in peking (Article), Jul.26, 1971, James Reston, New york Times
13. Chinese Acupuncture (Book), Re edition 1962, Wu Wei ping, TBS The Book Service Ltd.

14. அக்குபங்சர் வரலாறும் தத்துவங்களும் (பாடநூல்), முதல் பதிப்பு 2014, தமிழ்ப் பல்கலைக்கழகம், புத்துயிர் பதிப்பகம்
15. புதிய அக்குபங்சர் (நூல்), மறு பதிப்பு (2015), டாக்டர்.ஃபஸ்;லுர் ரஹ்மான், ஹெல்த் டைம் பப்ளிகேஷன்
16. One Needle One Treatment (Book), First Edition 2010, Jink e yu, Foreign Languages Press
17. One Needle Therapy (Book), First Edition 2018, Dr.Wei- chieh Young,Americal Chinese medicine cultural center
18. Single Point (Book), First Edition 2010, Lin Zhao, Zhou Chen hua, Foreign Languages Press
19. Chinese , Japanese is Acupuncture All the same? (Article), News page of Pacifica college of Oriental medicine, www.pacificcollege.edu.
20. Tanshi -Single Needle Technique (Article), 2010, Koei Kuwahara, New England school of Acupuncture
21. Tanshi - Single Needle Technique (Article), 2010, Koei Kuwahara, New England school of Acupuncture
22. Annual Report, 2019, Acupuncture Healers Federation (India)

குறிப்புகள்